脳を知る

「自分らしさ」の探求

川村一彦
KAWAMURA KAZUHIKO

幻冬舎MC

はじめに

出る杭は打たれる――日本に古くからあることわざに象徴されるように、日本人は調和を重んじる国民性を有しているといわれています。そのため社会では、皆と異なる意見を持ったり、他人と違う行動に出たりすると叩かれることが多々あります。

一方で、今は「多様性の時代」といわれるようになってきました。個々人が持っている特徴を活かして、それぞれの能力を発揮すると同時に、相手の特徴を認め合うことが求められています。同質であることよりも他者とは異なることが強みになり、オンリーワンであること、自分らしくあることに価値があるとされるわけです。

現代の若者の多くは、この相反する価値観の間で苦しんでいます。さらにいえば、「自分らしさを大事にしよう」といわれても、その自分らしさを発揮できずに悩む若者が増えているのもまた事実です。自分には他人と異なる特筆すべき点が見当たらない、自分らしさとはいったいなんなのかが分からない。あるいは、自分の個性はおぼろげながら分かっていても、それをどう活かせばよいかが分からないという若者は少なくないのです。

私は医師として長年医療に携わりながら、診察や治療などを通して身体のことだけでなく、患者さん一人ひとりの悩みにも多く触れてきました。そもそも私が医師を志したきっかけは、高校3年生の時にテレビで見た『ベン・ケーシー』という海外ドラマです。どんな患者に対しても真摯に向き合う医師の活躍に感銘を受け、私もそんなヒーローになりたいと思い、勉強に励みました。ベン・ケーシーは脳神経外科医でしたが私は心臓外科医となり、多くの手術に携わり、病理解剖のエキスパートにもなりました。

心臓を専門としながらも、元来好奇心旺盛な性格だったため消化器外科にも携わり、さらには脳についても大いに関心を持ち勉学に励みました。また後年、自分自身がうつ病にさいなまれたこともあり、精神の力を見つめ直し、うつから立ち直るすべも学びました。

医師を引退したあとは、宇宙や自然を含む森羅万象に興味の対象が広がりましたが、なかでも脳について関心を深め、多くの本を読みました。そして改めて、人間の脳はそもそも何ものにも縛られず、無限の可能性を持つものだということを知ったのです。脳について知れば知るほど、人間はそれぞれとても個性的であり、物の見え方、現象のとらえ方などは人によって異なり、それぞれがさまざまな嗜好性を持つ、驚くほど多様な生き物なのだと知ることができました。

経済やビジネスの世界でも多様性が叫ばれて久しいですが、人間というものは、その脳の特質ゆえに元来多様性を重視すべき生き物なのです。それは決して、常識や社会性ゆえの規律で縛られるものではありません。つまり人間は、どんな考えも持ち得るし、何者にもなれる可能性を秘めた存在なのです。


そこで本書では、改めて脳というものを見つめ直し、人間と脳の関係をひもといていきます。そして、そもそも人間にとって多様であること、個性を持つことがいかに当たり前でかつ大切なことなのかを知っていただきたいと思っています。それが分かり、多様性を許容することができれば、他人の見方が変わります。社会の見方も変わります。世界の景色が変わっていきます。見解の相違を超え、お互いを許し、信じ合うこともできるはずです。自分の信じる道を突き進む力を得ることもできるのです。

そのために、人間の脳のすばらしさを知る。その多様性を知る。本書がそうした旅の道しるべになれば幸いです。

脳を知る「自分らしさ」の探求　目次

［第5章］　脳を知り、自分らしく生きれば、人生を楽しむことができる

［第1章］

「個性」が求められる現代――「自分らしさ」に悩む若者たち

村社会の中で育まれた日本人の「没個性」

西洋との比較で日本人の国民性を語るとき、「日本人は横並びを好む」や「没個性の国民性だ」とよくいわれます。なぜ日本人が「横並び」や「没個性」を好むようになったかというと、島国であることや農耕民族としての歴史が深く関わっていると考えられます。島国文化や農耕文化というのは、「村社会」という社会構造を生みやすいのです。

四方を海に囲まれた島国という地理条件は、いい意味でも悪い意味でも世界から隔たっています。そのため外敵の侵略や異民族の支配を受けにくく、私たち日本人はうまく外来文化を吸収、融和しながら独自の文化を育んできました。つまり、地理的な閉鎖性が日本人特有の心理的、文化的な閉鎖性につながっているということです。

また、農耕民族であることは、共同体（コミュニティー）の「和」が重んじられます。村長《むらおさ》を中心にみんなで力を合わせて田畑を開墾し、水路を開き、作物を育て、実りを収穫して蓄えなくてはなりません。そうした営みを続けるには、定住という生活スタイルが必要になってきます。その土地に長く暮らしていくためには、無用な争いごとはなるべく避けて「みんな仲良く」するのが一番です。

「村社会」という語を辞書で調べると、2つの意味が書かれています。

> ①集落に基づいて形成される地域社会。特に、有力者を中心に厳しい秩序を保ち、しきたりを守りながら、よそ者を受け入れようとしない排他的な社会をいう。しきたりに背くと村八分などの制裁がある。
> ②同類が集まって序列をつくり、頂点に立つ者の指示や判断に従って行動したり、利益の分配を図ったりするような閉鎖的な組織・社会を①にたとえた語。談合組織・学界・政界・企業などに用いる。

まさに日本の文化、日本人の国民性に当てはまります。聖徳太子が制定したとされる日本初の成文法『十七条憲法』は、書き出しが「和を以て貴しと為し……」で始まります

和を重んじる日本の国民性が生む「没個性」

- 個性は抑え、周囲に合わせるよう教育される
- 学校で先生の言うことを素直に聞く、みんなと同じことができる子どもがよしとされる
- 主張が強く、特性のある子どもはクラスで浮いたりいじめの対象になったりすることがある

↓

没個性につながる

が、このことからも日本人が「和」を最大の美徳としてきたことが分かります。

そうした「和」を重んじる国民性はポジティブな側面では「平和」になりますが、ネガティブな側面をとらえると「没個性」となります。人間はそもそも一人ひとり異なる存在であり、生まれながらに個性的であるはずですが、日本文化の中では個性は抑え、周囲に合わせるように教育されてきました。昭和から平成そして令和へと時代が進むにつれて「個性の尊重」「多様性（ダイバーシティ）」「インクルーシブ（包括）」などが教育や人材育成のキーワードとなり、没個性からの脱却が図られていますが、それでも今なお没個性

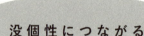

の風潮は歴然として残っています。

受験も就職もいまだに昔ながらの価値観が根強く、偏差値の高い大学に行き、無難に卒業して、大手企業や有名企業に就職するのが「人生の成功」とされます。学校でも先生の言うことを素直に聞く子、みんなと同じことができる子がよしとされ、主張の強い子や特性のある子は「ちょっと変わった子」と見なされて、クラスで浮いたりいじめの対象になったりしています。

もっといえば、小さな子どもの頃から親ですら「横並び」はあって、キャラ弁などはその典型かもしれません。ほかの子がかわいいキャラ弁を持って来ていれば、自分の子にもキャラ弁を持たせなければと、かわいいお弁当作りを頑張っている親も多いと思います。

ネット社会が生み出した「世間」という化け物

昔の世間とは、本当に見える範囲でした。自分が暮らす地域社会が世間だったのです。しかし、今はネット社会になり、ＳＮＳが一般的になりました。世界とつながれるように

昔と現在の「世間」の違い

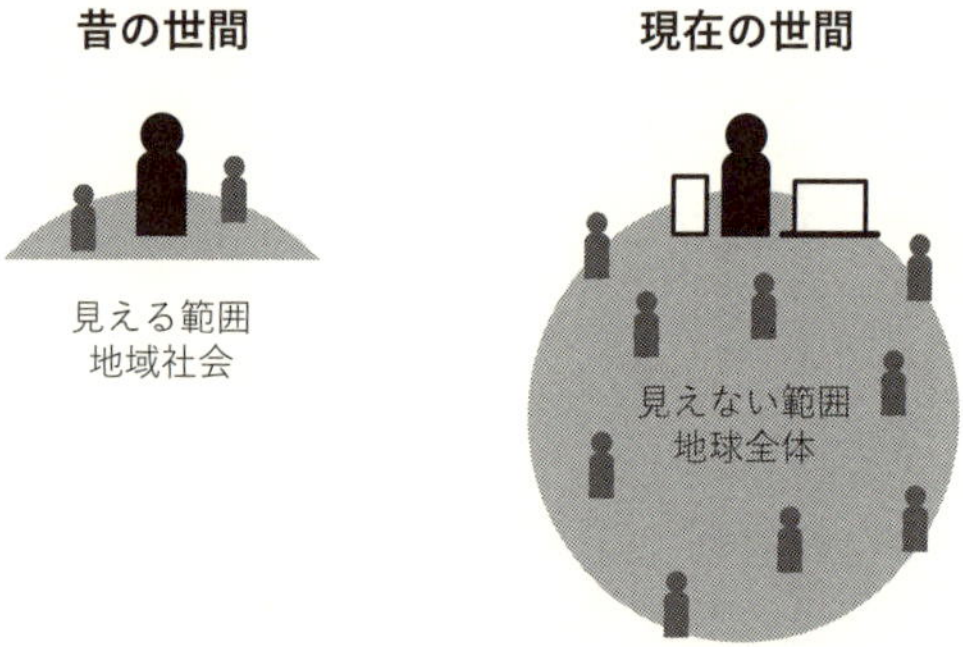

現在はインターネット社会になり、SNSを通じて世界とつながれるようになったため、世間が広がった

なったことで、私たちの「世間」は広がり、地球全体が世間といってもいいほどになりました。

かつては「世間の人々」といえば顔見知りや、顔は知らないけれども地続きにいる具体性を持った誰かでしたが、今は違います。「まったく知らない、会ったこともない人」も含まれていて、SNSを通じてそういう人たちが干渉してきたりもするのです。見ず知らずの人たちというのは、相手の顔が見えない分、とても身勝手になりがちです。悪意もあれば、歪んだ正義感を振りかざしてくることもあります。

そういう世界では、正義の名の下に弱者を黙らせようとする「同調圧力」が生まれやすくなります。民主主義の原則は多数決ですが、少数意見を弾圧する多数決は決して正しくありません。最後は多数決で決めるとしても、そこに至るまでによく議論をして、少数意見も吸い上げ、多くの意見を取り入れて、修正を加えて答えとしなければいけないはずです。しかし、「同調圧力」はそうした過程を無視します。立場の強い者たち、声の大きな者たちが、強引に自分たちの意見に従わせようとします。そうした中では、個性は軽んじられるどころか、潰されてしまいます。

だから「事なかれ主義」がはびこってしまうのです。目立って叩かれるより、リスクは冒さない、前例に従う、みんなと同じやり方をする。もともと横並びであることに馴染んできた日本人が、さらに輪をかけてその傾向を強めている気がしてなりません。これでは個人にも社会にも経済にも、元気が出るはずがありません。

事なかれ主義社会の先にあるものは……

事なかれ主義がはびこった結果、特に若い人たちは「思考停止状態」になります。誰も自分自身の頭で真剣に考え、答えを見つけようとしなくなると思うのです。そして、いわゆる〝いい子〟（大人にとって都合のいい子）になるか、内向的になり周りと交わらなくなっていくでしょう。いい子にもなれない、大人しくもしていられないという子は、ドロップアウトの道に入っていくことになってしまいます。

ドロップアウトは非行に走ったり、法を犯したり、引きこもったりだけではありません。人生そのものからのドロップアウト、つまり自殺という最悪の選択もあり得ます。

日本の自殺件数はひと頃より減ったとはいえ、まだまだ高い水準といわざるを得ません。厚生労働省の資料によれば、先進国（G7）の中で日本は自殺率第1位となっており、日本は自殺大国なのです。

この国では個性が邪魔になり兼ねず、みんなと同じでない者はひっそりと生きることを強いられがちです。そんな社会に絶望し、自殺という手段を選ぶ若者がいることは、人の命と向き合ってきた医師として悲しいことです。

高度経済成長期（1955年頃～1973年頃）のように将来に夢のある時代であれ

ば、疑問には目を瞑って明るいほうだけ見て生きていくことや、社会を信用したふりをして未来のために今を凌ぐこともできました。しかし、今はそれも難しいと思います。

息苦しさや生きづらさを抱える若者に対して、「君は君のままでいいんだよ」と言える大人がいればいいのですが、大人たちも「みんな同じ」の社会で生きてきた人たちですから、なかなかそんなことは言えません。口では言えたとしても、おそらく行動が伴わないでしょう。その子をその子のまま受け入れて、本人が立ち直るまで見守り、支えられる大人は残念ながら多くはないのが現実です。

自分で行動しない、決められない、何もできない大人たち

最近ではさまざまな個性を持った大人が増えてはきている印象ですが、やはり大半は「事なかれ主義」だと思います。特に男性は、若い頃は社会や大人に反抗していたのに、自分が大人になると体制側の人間に様変わりしていく人が多いように見受けられます。

私はみんなが一定の年齢になると「右に倣え」していく傾向を見るにつけ、常々「世の中が敷いたレールというのはすごいものだ」と思っていました。スーツにネクタイ、同じような髪型の没個性的スタイル。満員電車に乗って出社し、決まった仕事を黙々とこなして、残業で疲れて帰宅。一人で遅い夕飯を食べ、家族とのコミュニケーションもそこそこに一日が終わる。こうした昭和的ライフスタイルが、多くの青年を年齢なりの「大人」に変えてしまうのでしょう。そして、令和になってもそのライフスタイルは根本的な部分で変わっておらず、「事なかれ主義の大人」が続々と量産されているのです。

自分で行動しない、決められない、何もできない大人たちは、「最近の若い者は」という常套句を口にしながら、自分たちも「使えない大人」に甘んじています。

ただ、令和の時代になって、ようやく昔とは違うタイプの大人が育つようになってきたのも事実です。社会のシステムに飲み込まれない、個性を持ったままの大人が多少なりと増えてきました。もしかしたら、今「Z世代」といわれる人たちは、大人を「自分たちとは違う生き物」と感じているかもしれません。とはいえ、結局はみんな同じ生き物です。

ただ世代間ギャップがあるだけなのです。

日本人は本当に「没個性」なのか

さて、ここで改めて日本人は没個性なのかを考えてみたいと思います。

「日本人は一〇を一〇〇にするのはうまいが、一を一〇にするのは得意とはいえず、ましてゼロからイチを生むことは不得意な人種」とされています。すでにあるものを改良するのは得意だが、世の中にないものを発明するのは苦手という意味です。

ゼロからイチを生み出すには常識や固定観念に縛られない自由な発想が必要ですが、日本人は小さいときから個性を磨き、発揮するように育てられていないのですから、それも仕方がありません。おかげで世界との競争に後れを取り、国力もどんどん失ってしまいました。

しかし、日本人は没個性であると、私は考えていません。今の日本人が個性的でないとしたら、それは教育や環境、社会の要求などからそうなった後天的なものであり、日本人のＤＮＡに組み込まれたものではないと考えます。

本来、日本人も生まれた時点では個性的であるとするならば、日本の教育や社会が変わることで、特に若い世代の日本人たちは変わっていけるはずです。諸外国の人たちが普通に個性を発揮しているように、日本人も個性を発揮できるに違いないのです。

「個性が大事」と口でお題目を唱えるのでなく、根っこの価値観から個性尊重に変わること、それができれば、日本人はもっと自由に、もっと創造力豊かになれると私は信じています。

人間の脳はとても柔軟 いくらでも変えていける

なぜそう信じられるかというと、人間の脳はいつからでも、どのようにも変わっていける可能性を秘めているからです。

私たちの脳は、生まれたときの脳細胞の数はみんなほぼ同じです。しかし、受ける刺激によって、シナプス（情報を伝達する神経ネットワーク）の数は変化していきます。ピアノを毎日練習するとピアノを演奏するためのシナプスが強化されて上達していきますし、英語の勉強を繰り返しすれば語学に関わるシナプスが強化され、流暢に英語が話せるようになっていきます。逆に、使わないシナプスは淘汰されて消えていきます。これを「シナプス可塑性」といいますが、すなわち、どんな脳になるかは後天的な刺激によって決まる部分が大きいということです。

日本の従来の教育や社会構造が「没個性」の脳をつくるのだとしたら、そうではない刺激（個性を大切にする教育など）を与えることによって「個性的な脳」が育つはずです。

個性的な脳とは、強みも弱みもある脳のことです。多くの人は強みがたくさんある脳が、いわゆる〝良い脳〟だと考えがちですが、強みばかりで弱点のない脳などなんの面白味もありません。仮に文系科目も理系科目もテストはすべて満点で、あらゆるスポーツや芸術もできて、常に笑顔を絶やさず言葉遣いも丁寧で、判断はいつも冷静かつ正しく、何一つ失敗や間違いを犯さないような〝非の打ちどころのない〟人間がいたら、不気味だと思いませんか？　それこそロボットみたいで人間らしさが感じられないはずです。

つまり、人間は不完全であるからこそ人間味があるといえるのです。むしろ人間味というのは、弱みのほうに表れやすいといえるかもしれません。いつもしっかりしている人が失敗したり凹んだり愚痴を言ったりなどして弱さを見せるとき、「あの人にもそんな一面があるんだ」と親近感や共感を抱くと思います。

個性的な脳を育てるには、強みを強化するだけでなく、弱みも大事にすることが欠かせません。ダメなところを矯正するよりも、強みでカバーしていくという考え方です。あるいは、ほかの誰かが弱点を補ってあげればいいのです。ある人の凹の部分を、別の人の凸の部分と合わせるイメージです。

そのように凸と凹を合わせていくためには、いろいろな形のパーツがあったほうが組み合わせのパターンが増えます。組み合わせの相手が限られそうなヘンテコな形のパーツも、その形だからこそピタッとはまる唯一無二の相手が見つかるかもしれません。個性は多様であればあるほど、面白い世界になるのです。

［第2章］

「自分らしさ」の背景を探る
人間と脳の関係とは？

一つとして同じ脳は存在しない

一つとして同じ脳は存在しません。それはそうだろうと、皆さん思うはずです。誰もが違う人格で、個性があります。それを理解しているのに、同じ属性にしがみつこうとする人のなんと多いことか。一人として同じ考えを持つ人はいないはずなのに、同じ考えを標ぼうして「寄らば大樹の陰」が大切な論理であるかのように、常識なるものを形成してしまっています。一人ひとりみんな違うというのは、何も思想や概念の話ではなく、脳科学を探求すれば自明の理なのです。

例えば、同じ景色を見ていても、同じ音を聞いていても、その見え方、聞こえ方は一人ひとり違います。もちろん多くの人は同じような見え方、聞こえ方をしますが、「完全に同じ」わけでは決してありません。これに経験の違いという、いわばバイアスがかかり、まったく違うものを見て、聞いて、その結果、まったく違う感じ方をするのです。そこからさらに考え方も違っていきます。これが人間であり、そうした個性豊かな人間の集まりが人間社会であるといえます。

脳の違いを理解することは、自分のこともよく分かるとともに、他人のこと、特に自分とは違う考え方や国籍や人種の人たちのこと、いわゆる多様性も理解できるようになるのです。感じ方も考え方も違っていい。皆、自分のリズム、自分のメロディで生きているということを知ってほしいのです。自分とは異なる人たちと生きていくことを「楽しい」「嬉しい」と思えれば、世の中から争い事はなくなると私は信じています。そもそも皆違うのですから、肌の色や国籍の違い、性別など、どうでもいいということも分かるはずです。

そもそも自分以外はすべて自分とは違う人間なのだという前提に立てば、「違うことが当たり前」になります。自分と違う相手に対して、価値観の押し付けや違いによる差別などは間違ったアプローチであると理解できます。そうすれば、自ずと自分を分かってもらう、相手を分かろうとするというマインドになっていくはずなのです。

私たちの主役は「脳」です。脳が考え、脳が理解し、脳が判断して、発言や行動を促しています。まずは脳の多様性を理解することです。

脳のしくみと機能を知るためには、「脳科学」からのアプローチが必要

「個性的な脳」を育てるためには、「そもそも脳とはなんなのか」「脳が持つ可能性とはどういうことか」などを知る必要があります。脳のしくみの機能を知るには、「脳科学」という学問分野が役に立ちます。

私は医師として長年働き、76歳でそれまで経営してきた病院を事業承継して退職しました。昔から本を読むことが好きでしたが、現役時代は医学、経営、営業関係などどうしても仕事に関係する書籍からの知識の吸収が中心になっていました。読書というよりも、勉強です。

勉強の本を読む合間にも、時間を見つけては地学、生物、宇宙、生命など興味のある分野の本を読み漁りました。こちらの趣味の読書は退職後の今もずっと続けています。

書籍を通じてさまざまな薫陶を受け、多くの知識と感動を得ることができました。なかでも「知の巨人」といわれた立花 隆氏の著書には多大なる影響を受けました。

例えば、立花氏とノーベル生理学・医学賞受賞者の利根川 進氏による共著『分子生物学はどこまで生命の謎を解けるか 精神と物質』（文藝春秋）は立花氏が利根川氏に20時間におよぶインタビューを行い、その内容をまとめたものですが、文章の隅々からほとばしる両名の迫力には心が震えました。サイエンスの醍醐味を感じるとともに、お二人の並々ならぬ体力や精神力、物事をどこまでも深く見つめる研究力など勉強になることがたくさんありました。

私自身もあらゆるジャンルに興味を持ち、知的好奇心に引っ張られるままに、多岐にわたってとことん読書し研究しています。とりわけ脳の構造に関する最新研究から脳死や臨死の脳科学的解明に至るまで、脳に関する著書は数多く読みました。

私は医師としては脳の専門外ですが、若い頃から脳には強い関心があったのです。高校時代に自分の進路やアイデンティティーを模索する中で、「生きるとは」「人間とは」を考えた時期があり、そこで人間の意志や自我を司る器官である「脳」にも興味が広がっていきました。

立花氏は「1000冊の本を読んで1冊の本を書いたときに、まあまあ読むに堪える本になる」と述べています。私はその領域には到底立てませんが、自分なりにテーマを決めて多くの本を読むように努力しています。

脳関連の書籍の中でも、以下のものに私は魅せられました。

①『改訂版もっとよくわかる！　脳神経科学　やっぱり脳はとってもスゴイのだ！』
　工藤佳久著・絵／羊土社

脳について分かりやすく解説した入門書。脳はとてもすごいものであることを再認識し、生物学的によく理解することができました。

②『脳神経科学―脳の探求―改訂版』マーク・F・ベアー、バリー・W・コノーズ、マイケル・A・パラディーソ著／西村書店

最新の分子レベルの知識から高次脳機能までを網羅したテキスト。先に①の本を読んで

いたので、さらに理解が深まり感動することができました。

③池谷裕二氏の著作

- 『記憶力を強くする　最新脳科学が語る記憶のしくみと鍛え方』『進化しすぎた脳　中高生と語る「大脳生理学」の最前線』『単純な脳、複雑な「私」』いずれも講談社
- 『脳と心のしくみ』新星出版社、など

池谷氏は脳関連の本を多く執筆しています。私は氏の本が好きでほぼ読破しました。本書の中でも脳の構造や機能を説明する際に活用しています。

④『生存する脳　心と脳と身体の神秘』アントニオ・R・ダマシオ著／講談社

⑤『エモーショナル・ブレイン　情動の脳科学』ジョセフ・ルドゥー著／東京大学出版会

まだまだほかにも読みたい本が手元にあります（巻末にリストを添えておきます）。こうした脳についての本を読みながら、今はもっぱら自分の脳と心について考えています。

心とは何だろう？

人間の「心」はどこにあるのか?
これは私たちの永遠のテーマかもしれません。

「心はどこにあるのか」は人類の永遠のテーマ

天文学者のケプラーは数学者、自然哲学者、占星術師という顔も持っており、脳と心についても研究をしていたようです。「心はなぜ生まれるか」を考えたケプラーは、脳の中には小人がいて、その小人が考えたり悩んだり喜んだりしているのだと唱えました。その小人はどうやって考えるかというと、その小人の中にさらに小さな小人がいて、その小人の中にももっと小さな小人がいて……と真面目に考えていたそうです。

ケプラーが生きた時代から約400年が経ち、今では「小人理論」は笑い話に思えますが、そんな昔から脳や心は人間を魅了していたのだと考えると、私はケプラーに親近感を覚えます。

19世紀に爆発事故に巻き込まれ、飛んできた鉄の棒が頭を貫通し、前頭葉の大半を失ってしまった患者がいました。その患者は奇跡的に命を取り留め、幸い日常生活が送れるようになったというから驚きです。しかし、その患者は事故によって人格が大きく変わってしまいました。事故前は温厚で几帳面で熱心に仕事をしていた人だったのですが、事故後はこらえ性がなく、粗暴で攻撃的、衝動的な行動を取るように変化していったそうです。

こうした出来事をきっかけとして、人間の個性や性格、意識や心が前頭葉にあるのではないかと考えられるようになったといわれています。

脳は運動、視覚、記憶など特定の脳の領域が特定の機能を専門的に担当しているわけですから、「心」は前頭葉にあるともいえるのかもしれません。

ちなみに、人間の前頭葉はほかの霊長類に比べて最も大きくなった領域といわれており、高次機能（言語や行為、知覚、認知、記憶、注意、判断、情動など大脳で営まれるさまざまな機能のこと）を担っていますが、心や自我は大変複雑ですから、1つの領域だけでなく広範囲で複雑に連携しながら形成されているのではないかと私は考察しています。

脳の構造

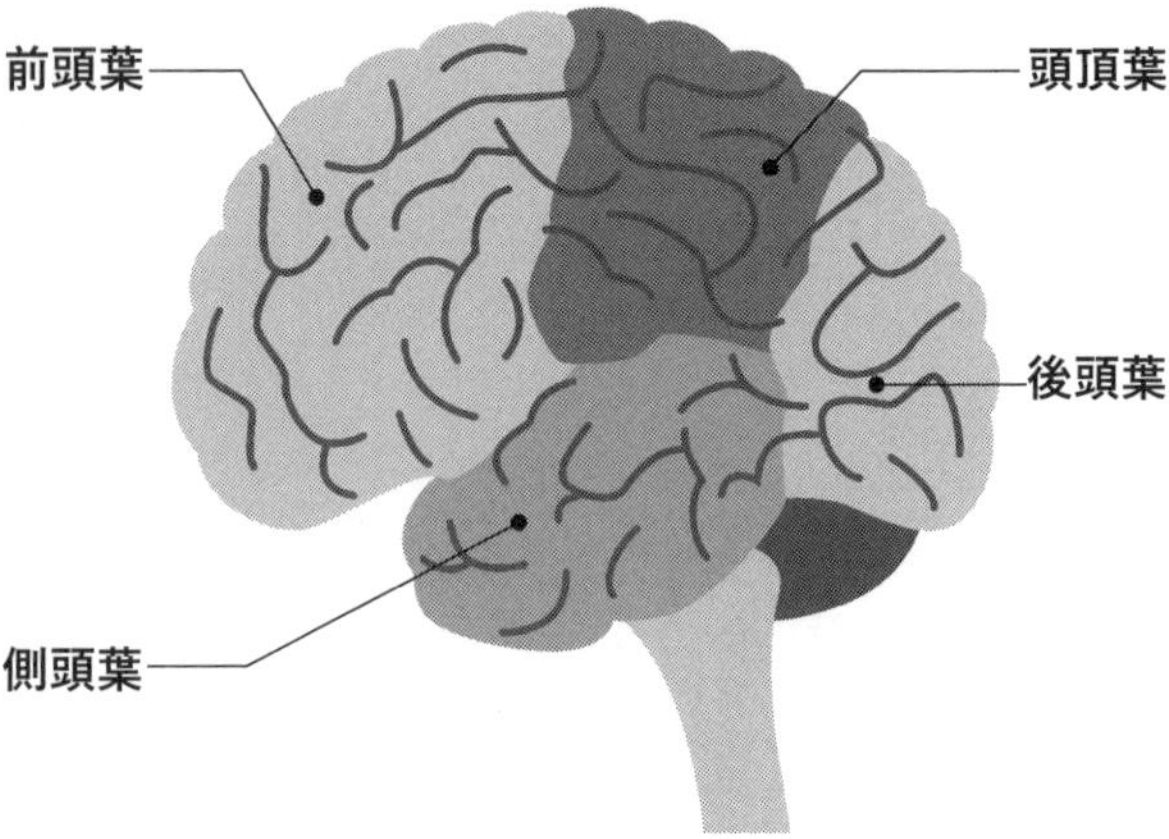

脳の解剖学①　前頭葉・側頭葉・頭頂葉・後頭葉

人の脳は、脳脊髄液という液体とともに頭蓋骨の中に収まっています。重さは成人では体重の2%ほどに当たる1・5kg前後ですが、もちろん個人差があります。固めのゼリーくらいの軟らかさです。

脳の多くの部分を占める大脳は大脳皮質に覆われています。大脳皮質にはしわがあり、厚さ1・5~4㎜ほどの層で、知覚、随意運動、思考、推理、記憶などの脳の高度な機能を司っています。しわの盛り上がった部分は脳回、凹んだ部分が脳溝でそれを境界として前頭葉、側頭葉、頭頂葉、後頭葉の４葉に分かれています。これらの奥には島皮質、辺縁皮質、帯状回、海馬などが隠れています。

脳は主に食事から得る炭水化物を分解したグルコース（ブドウ糖）がエネルギー源です。脳は身体の中でも特に多くのエネルギーを必要とする器官で、全身の供給量の約20％を消費しているそうです。その消費を支えるために、脳には毎分７００mlほどの血液が流れ込んでいます。

大脳は人の脳の総重量の約80％を占める最も発達した部分で、それぞれの脳葉は専門とする機能を持ち、それぞれの脳葉内でも領域ごとに機能を分担し、部分ごとに違う機能を持ち、人間らしさを担っているといいます。

【前頭葉】

大脳を覆う大脳皮質の約30％と、最も大きな領域を占める部分です。脳葉の中で最も大きい前頭葉を持つことが人間の特徴でもあるそうです。

部位ごとに機能は異なり、運動機能を司る第一次運動野と運動前野は随意運動（自分の意思で行う運動）に関与し、身体の各部に対応する神経細胞から信号を送り随意運動を制御しています。表面を電気などで刺激すると筋肉収縮を起こします。前頭連合野から情報を受け取って運動を開始し、手順や計画を運動野に指示しています。

運動性言語中枢であるブローカ野は音声や言語、発話と理解に関わり、喉、舌、唇などを動かして言語を発する役割を担っています。

前頭前野は思考や創造性を担う脳の最高中枢といわれ、側頭葉、頭頂葉、後頭葉など脳のさまざまな領域から情報が集まってきています。前頭前野の前頭連合野は注意、思考、意欲、情操など思考や創造性、社会的な行動や理論的な判断など、集まった情報をもとに認知し実行する機能、情動や動機づけに関わる機能など、高度な精神活動を司る脳の最高中枢であると考えられています。

また、課題に基づかない長期記憶の保持においても重要な役割を担い、ドーパミン感受性の神経細胞の大半は前頭葉に存在するそうです。

人間の前頭葉が完全に成熟するのは25歳前後といわれます。

【側頭葉】

脳の側面、外側溝の下にあり、言語、記憶、聴覚に関わっています。

聴覚野連合野は聴覚野が受け取った情報をまとめて記憶し、ウェルニッケ野は知覚性言語中枢ともいわれ、聞いた言葉の意味を理解するために働き、神経回路を介してブローカ野とつながっています。ブローカ野は運動性言語中枢ともいい、口を動かして言葉を発したり、手を動かして文字を書いたりする言語機能を担っています。また、側頭葉の内側には海馬があり、記憶や本能・情動に関わる部分が含まれます。海馬が障害を受けると記憶の保持が難しくなり、なんでもすぐに忘れてしまうようになります。また海馬はアルコールに弱い部分のため、酔っぱらうと海馬の機能が低下して記憶を保持できなくなります。

【頭頂葉】

頭頂葉は頭のてっぺんのやや後ろ側の部分で体性感覚野があり、外界の認識に関わり顔や手足体全体から感覚情報が集まり、頭のてっぺんから足、手、顔の順に運動野と感覚野が平行に並んでいます。敏感な指先などの感覚野は広いのですが、背中などの感覚が鈍い部分の感覚野は狭くなっています。視覚情報や体性感覚情報に基づき空間的な位置関係の把握なども行っています。

【後頭葉】

後頭葉には物を見る視覚野があり、目から入った光の情報が眼球の網膜で電気信号に変換されて視神経を通って後頭葉に伝わる一次視覚野と、視覚野が受け取った情報をさらに分析してまとめ、記憶する視覚連合野があります。

脳の解剖学② 大脳・脳幹・小脳

さらに、脳の内側についても見ていきましょう。脳を次ページの図のように断面から見ると大脳、小脳、脳幹で構成されており、全体容量の8割を大脳が占めています。

【大脳】

大脳はしわのある大脳皮質で覆われていて、右大脳半球と左大脳半球に分かれていま

脳の断面図

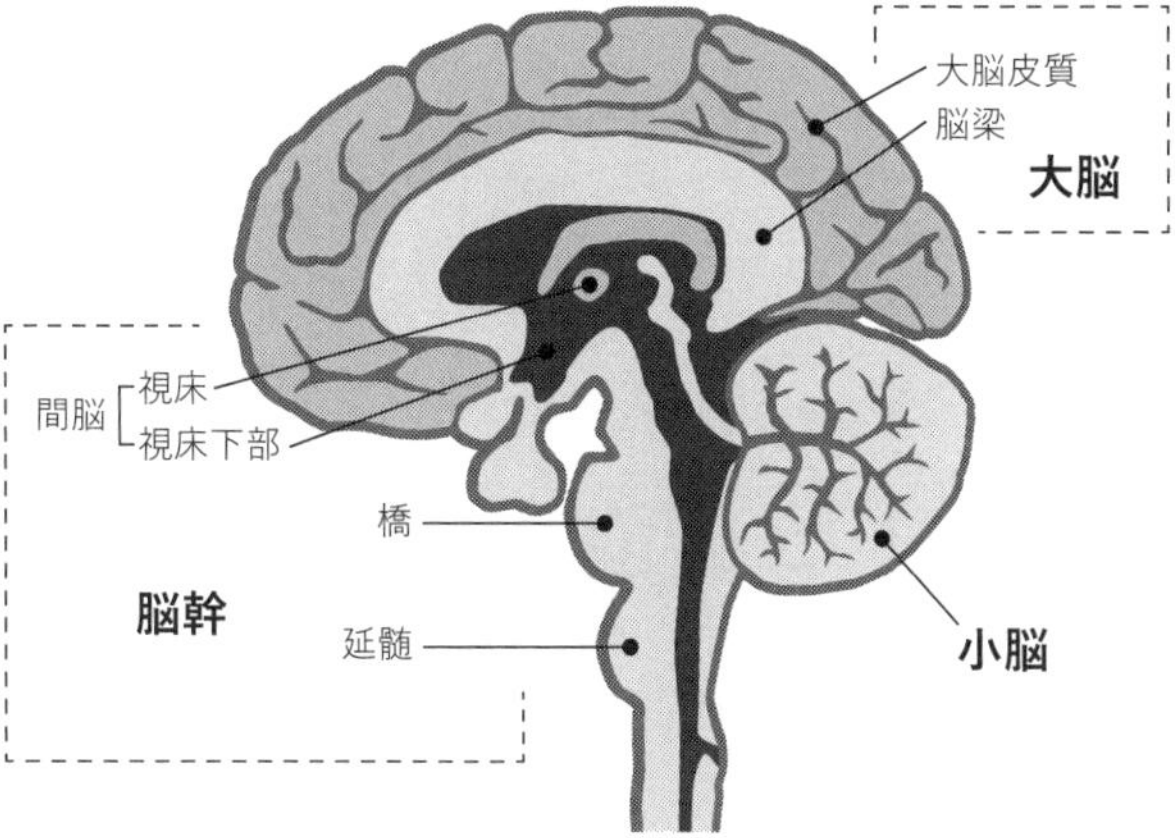

す。左脳は言語、計算、理論など概念的な思考を行い、右脳は音楽、幾何学、発想など芸術的な分野に関連しています。運動機能の中枢は左脳にも右脳にもあり、左脳は右半身、右脳は左半身の運動機能を司り、神経が延髄で反対側に交叉する錐体交叉のため、視覚、触覚、痛覚も左右交叉となっています。

【脳幹】

脳幹は間脳、中脳、橋、延髄を合わせた部分で、人間の基本的な生命活動を司っています。大脳皮質で処理された情報を脊髄に伝達して、実際の行動に反映し脳と脊髄の間を取り持っています。

間脳は、視床と視床下部を合わせた部分で大脳半球の情報を中継しています。視床は視覚、聴覚、体性感覚など嗅覚以外の情報を中継します。視床下部は、自律機能と内臓機能、内分泌機能をコントロールしています。

中脳は、運動機能に重要な関わりを持ち、視覚と聴覚の情報を中継し、眼球運動の筋肉の緊張調節をしています。

脳下垂体は、成長ホルモンをはじめとする多数のホルモンを分泌する内分泌器官です。

橋には、多くの神経核が存在し、三叉神経、外転神経、顔面神経、聴覚神経など多くの脳神経核があります。運動に関わる情報などを中継し小脳に伝達する経路が存在します。

延髄は、呼吸や血管の収縮と拡張を司り、嘔吐、嚥下、唾液、呼吸、循環、消化の中枢を含み、生体機能を制御し生命維持に不可欠な機能を担う自律神経の中枢といえます。

【小脳】

小脳は橋とつながっていて知覚と運動機能を統合し、平衡、筋緊張、随意筋運動の調節などを司っています。大脳皮質からの情報（今から行おうとしている運動の情報）と末梢神経からの情報（筋肉の収縮情報や位置の情報）の両方が入ってきますので、この情報を比較・対照することで運動を正確かつ円滑に開始・継続することができます。小脳はアルコールに弱く、酔っぱらうと千鳥足になるのは小脳の機能が低下して身体のバランスを保つ筋肉の動きがぎこちなくなるためです。また、いったんプログラムされた動きのノウハウは小脳に収納されているため長い間水泳をしていなくても泳げたり、自転車に乗ってなくても乗れたりと、長い間使わなくてもその記憶が残っています。

脳の解剖学③　神経細胞と神経伝達物質

脳では千数百億個もの神経細胞が互いにつながりあって回路を作ることで、さまざまな機能を実現することができるといわれています。この神経回路は、一生のうちの決まった時期にある程度の基本構造が作られると考えられています。神経細胞同士のつなぎ目を「シナプス」と呼び、1つの神経細胞は約1万個のシナプスを持ち膨大な情報のやり取りをしています。

神経細胞同士の情報のやり取り

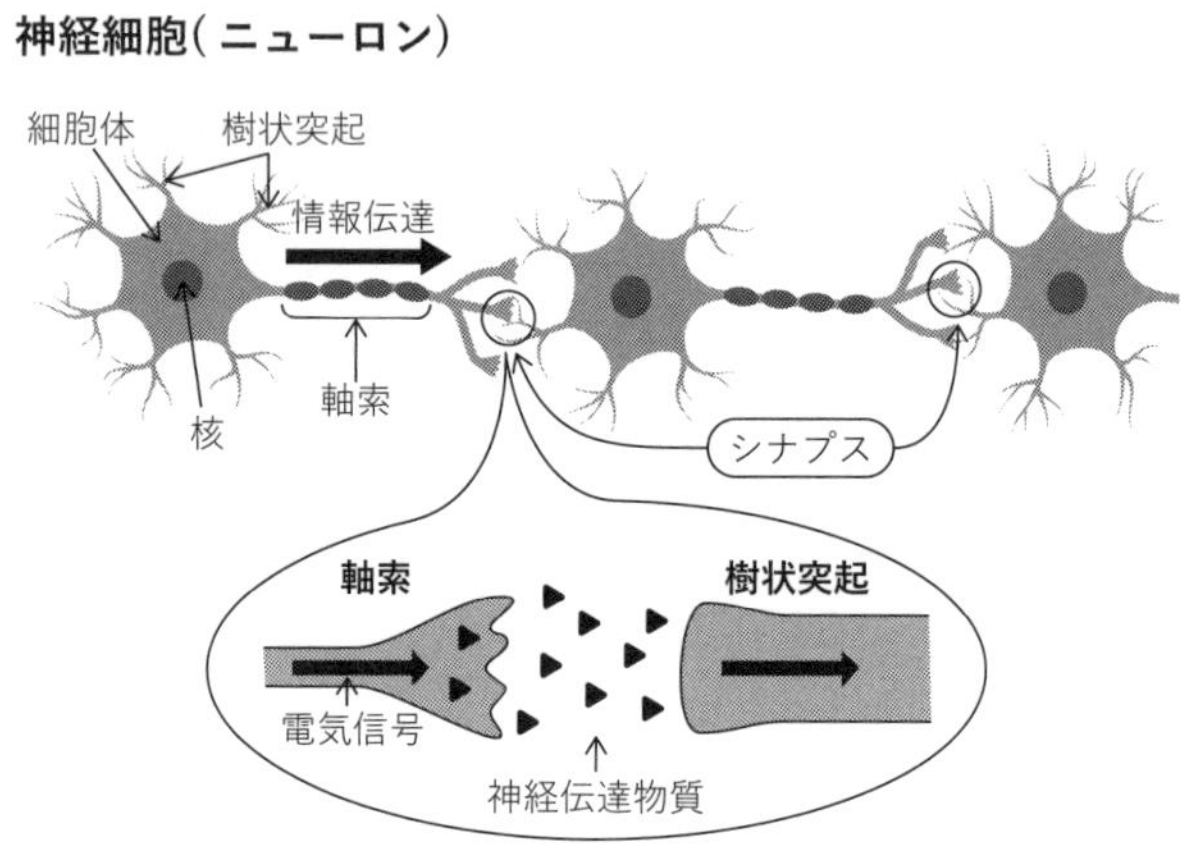

【神経細胞】

神経細胞はニューロンとも呼ばれ、脳を作っている細胞は大きく分けて、このニューロンとグリア細胞です。神経細胞の数は大脳、小脳合わせて1000億個ほどだといいます。こうしたたくさんの細胞が大きなネットワークを形成して情報を伝達しているのです。この伝達には電気信号が使われています。

刺激を受けた細胞体はナトリウムチャネルというものが、軸索の根元から順番に開いていって外からナトリウムイオンが流入し、その反応が連鎖します。ニューロンの軸索が電気信号によってほかの神経細胞に情報を伝達するわけです。つまりは有線のケーブルのようなものなのです。

神経細胞と神経細胞のつなぎ目はシナプスといいますが、シナプスとシナプスの間には数万分の1㎜という隙間があります。この間は実は電気信号は通ることができません。ではどうするのかというと、この間は電気信号ではなく、化学物質つまり神経伝達物質がその任を負います。

シナプスには神経伝達物質がたまっているシナプス小胞と呼ばれるものと、カルシウムイオンが通るチャネルがあります。シナプスに電気信号が届くと、電位差が生まれることで閉じていたこのチャネルが開き、外からシナプスの中にカルシウムイオンが流入します。これを合図として、シナプス小胞から神経伝達物質が放出されるというしくみです。

情報の受け手側のシナプスには、その放出された神経伝達物質を受け取るレセプターがあり、そこが放出された神経伝達物質を受け取ると、今度は外からナトリウムイオンが流れ込み、電位差が生まれることで化学物質が電気信号にまた変換されるのです。

ちなみに、ここで外といっているのは神経細胞を取り巻く細胞膜の外という意味です。細胞膜の内と外で電位差があり、内がマイナスで外がプラスになっています。ここまではすべての細胞に共通しているのですが、神経細胞の場合はほかの細胞と違って、ナトリウムイオンを通す穴＝チャネルが多数あるということです。このチャネルは外と内の電位差が崩れるとそれを感知して、瞬間的にチャネルを開き、そこからイオンが流れ込むのです。その動きが隣のチャネルへと連鎖していきます。電位差が崩れた部分を活動電位＝スパイクといいますが、それが神経細胞が伝えていく情報なのです。

【神経伝達物質】

脳の部位によって使われる神経伝達物質は異なっていて、神経伝達物質の総数は１００種類以上といわれています。

そうした神経伝達物質は、小さな有機分子である小分子伝達物質と、アミノ酸が連なった大きな分子の神経ペプチド伝達物質に分けられます。重要な物質について以下に説明をしておきたいと思います。

・アセチルコリン

最初に発見された神経伝達物質で、大脳皮質と大脳基底核に存在します。副交感神経や運動神経の末端から放出され、神経刺激を伝え、血管拡張、心拍数低下、消化機能亢進、発汗などを促します。意識、知能、学習、記憶、睡眠などにも深く関わっているそうです。パーキンソン病では脳内のドーパミンが不足してバランスが崩れ、相対的にアセチルコリンの活性が強くなって運動機能脳亢進が起こるといわれます。反対に、アセチルコリンの不足はアルツハイマー病の認知障害などの症状を起こしてしまうようです。

・ドーパミン

大脳基底核の黒質などで作られ、被殻と尾状核からなる線条体などへ情報を送り、運動調節、ホルモン調節、快の感情、意欲、学習などに関わります。新しい知識が長期記憶として貯蔵される際にドーパミンなどの脳内活性物質が必要とされます。統合失調症や一部のうつ病では前頭葉を中心としてドーパミンの機能の異常が示唆されています。

ドーパミンは、生命維持に必要な行為に対して放出されます。気持ちよさがセットなので、良い行いに対する報酬といわれます。同じ気持ちよさ＝快感を得るために、人間は同じ行為をまたしようと思います。そのために動機づけの神経伝達物質ともいわれます。

・ノルアドレナリン

末梢神経系では交感神経における神経伝達物質として重要なものです。中枢神経系では橋にある青斑核に多く存在し、脳全域に投射しています。不安や恐怖、闘争や逃避などと関連し、覚醒力が強く、心拍数を高め、睡眠やストレスに働きかけ、注意、記憶、学習などにも影響します。新しい知識が長期記憶として貯蔵される際には、ノルアドレナリンなどの脳内化学物質が必要とされます。

・セロトニン

脳幹の縫線核で合成される物質です。必須アミノ酸の一種でトリプトファンから作られます。ドーパミンやノルアドレナリンを制御して精神を安定させ、脳の覚醒や活動を抑えます。体内リズムや睡眠、体温調節などに関与します。セロトニンが低下すると、コントロールが不安定になりバランスが崩れることで、攻撃性が高まり、不安やうつ・パニック障害などの精神症状を引き起こすといわれています。セロトニン低下の原因の一つとして女性ホルモン分泌の減少の関与が明らかとなり、更年期障害との関わりが示されています。また、怒りや焦りなどのマイナスな感情を抑制し精神が安定して幸福感を得やすくなる作用から「幸せホルモン」とも呼ばれています。

・グルタミン酸

アミノ酸の一種で最も一般的な神経伝達物質で、大脳皮質、海馬、小脳にあります。興奮性神経伝達物質の一つで、記憶、学習などの脳高次機能に重要な役割を果たしています。神経系では内因性興奮毒としての性質を持ち、細胞死、パーキンソン病、抑うつなどの神経症に関わっています。大脳皮質ではグルタミン酸は脳虚血などの病的状態においては神経毒として作用し、神経細胞の壊死を起こすことが知られており、グルタミン酸性シナプスの異常により統合失調症、自閉症が引き起こされるとも考えられています。一方でグルタミン酸は、昆布などの海藻や白菜、緑茶、トマトなどの植物性食品にうまみ成分として含まれ調味料として活用されていることは有名です。

・γアミノ酪酸(GABA)

アミノ酸の一種で主に抑制性の神経伝達物質として機能し、不安を静めたり睡眠を促したりします。中枢神経系では主に、海馬、小脳、脊髄、大脳基底核などにあり、グルタミン酸から作られています。

・グリシン

中枢神経においてグリシンは、GABAに次いで重要な抑制神経伝達物質といわれます。脳幹や脊髄に存在します。

・ヒスタミン

視床下部から脳内に投射され、血圧低下、平滑筋収縮、血管拡張などの薬理作用があり、アレルギー反応や炎症の発現に介在物質として働きます。神経組織では神経伝達物質として働き、音や光などの外部刺激や情動、空腹、体温上昇などの内部刺激などでも放出が促進され、オキシトシン分泌や覚醒状態を維持したり、食行動の抑制や、記憶学習を制御したりします。

・βエンドルフィン

脳内で働く神経伝達物質でモルヒネと同じような作用をします。鎮痛効果はモルヒネの数倍あり、気分が高揚したり、幸福感が得られるため脳内麻薬（オピオイド）とも呼ばれています。マラソンなどで苦しい状態が一定時間以上続くと、脳内でそのストレスを軽減するためにβエンドルフィンが分泌され、やがて快感や陶酔感を覚える「ランナーズハイ」という現象が知られています。またβエンドルフィンは性行為やおいしいものを食べたときにも分泌されます。

・オキシトシン

下垂体高葉から分泌され、末梢組織で働くホルモンとしての作用と中枢神経での神経伝達物質としての作用があります。末梢組織では主に平滑筋の収縮に作用して分娩時に子宮分泌させたり乳腺の筋繊維を収縮させて乳汁分泌を促したりします。母子がスキンシップを取ることで増え、双方に良い影響をもたらすホルモンだそうで、親子関係に重要なホルモンとされています。最近では社会的な行動において、仲間に対する信頼感の増幅や、記憶の促進やストレスを緩和させる効果も報告されていて、母子だけでなく、家族や恋人、友だち、動物とのスキンシップでも分泌が増えることで心が穏やかになり、精神的に安定することから、これも「幸せホルモン」の一つと呼ばれているようです。

脳の基本構造は受精後20週でほぼ完成 機能は成長とともに成熟する

こうした複雑で奥深い構成要素、物質からなる脳は、どのように発達していくのでしょうか。

人の脳の形成が始まるのは受精後3週間とかなり早い時期に、脳の基になる神経管の形成から始まります。その後、特殊な機能を持つ部分に分かれ大脳、間脳、中脳、小脳、延髄、脊髄などへ分化していきます。

受精後7週頃には身長が約2㎝以上になり大脳での神経細胞が作り始められます。大脳での神経細胞の分化は受精後17週頃には終了するそうです。

その時の身長は約20㎝で大脳皮質の神経細胞の数は150億個ほどでピークに達し、これ以降は増えることなく少しずつ減少していくといわれています。そして受精後約20週で脳の基本構造はほぼ完成し、その後は脳の神経細胞がネットワークを広げていく段階に入ります。

受精後26週頃には脳の基本的な構造が整い、大脳表面の溝などができます。そして脳幹の完成が近づくとともに音や光に反射したり、呼吸運動が始まったりします。

ちなみに、胎児の脳は最初はすべて女性型だそうです。男の子の場合は、受精後7週ぐらいに精巣ができ14～20週に男性ホルモンであるアンドロゲンが分泌され男性型の脳になるといわれています。もしアンドロゲンが分泌される時期に母親にストレスがあると、アンドロゲンの分泌が抑えられてしまい脳の男性化を妨げてしまうこともあるそうですが、こうした経過を経て脳は母親の胎内で基本的な構造を備えて、生まれてくるのです。

神経細胞の数は胎内でピークに達し、その後は徐々に減少します。神経細胞同士のつなぎ目であるシナプスの数も1~3歳までの間に急激に増加し、その後徐々に刈り込まれ減少していくといわれています。

例えば1歳の子どもがチョキを出そうとしてもほかの指も伸びてしまいうまくできません。このように多くの神経細胞がつながっていると、目的の動きを行う神経回路以外でも情報の出力が起きてしまい細かい動きができなくなってしまうため、不要な回路を除き神経細胞の再編成（シナプス可塑性）を行うのだそうです。まさに生命の神秘です。

この時期には神経細胞間の情報伝達を介在する神経伝達物質GABA（γアミノ酪酸）に対する反応にも変化があります。ある神経細胞がGABAを放出し、そのGABAを受け取った細胞は、1歳の脳では興奮（電気信号を発生させて情報を伝える）しますが、成長とともに抑制（情報伝達を抑える）という反応を示すようになるのです。一般的にγアミノ酪酸は主に抑制性の神経伝達物質として機能するといわれています。このように反対の反応へと変化することで、必要以上に情報の広がりを防ぐことができるというわけです。

さらに成長し４～５歳頃の時期には神経細胞の再編成が行われ、自分だけでなく他者の状況を理解したり、相手の気持ちが分かるようになったりするそうです。

自閉症のように相手の気持ちが読み取りにくい症状が現れるのは、この時期の神経細胞の刈り込みが正常に機能しなかったことも一因と考えられています。健常者と自閉症患者の脳の状態をＭＲＩで観察すると、「相手の心を理解しようとする部分」「他者との違いを考える部分」の活動領域の連携が弱いという研究結果もあります。

「自閉症」というと自分の心を閉ざしてしまう病気だと思われがちで、家庭環境や親の育て方が原因とも考えられていましたが、脳機能に問題があるために起こる先天性の病気なのです。症状は幼児期から見られ生涯にわたって続くことが多いですが、早期発見と早期治療、幼児期にコミュニケーションや社会性の訓練を始めることができればある程度までは向上するのではないかともいわれています。

思春期頃になると、感覚などに関わる頭頂葉や側頭葉では神経回路の再編成が終わって成熟した脳になってきますが、理解、判断、倫理などの知的機能、思考や創造性を担って複雑な認知行動を制御する前頭前野の再編成はもっと遅い時期に行われるため、思春期の若者が判断力を欠いた行為をしたり感情的になったりするようです。

また、思春期になると休止していた精巣や卵巣の活動の再開により、男性ホルモン（アンドロゲン）や女性ホルモン（エストロゲン）などの性ステロイドホルモンが分泌されます。それによって体毛の発生、声変わり、丸みをおびた体形など身体の性別化が起こるのです。

この性ステロイドホルモンは脳にも作用します。主に偏桃体、視床下部、中脳、橋、延髄など進化の早い段階でできた古い脳の部分に作用し、精巣や卵巣などの性腺の機能や、怒りや恐れなどの情動を司る偏桃体に作用して男女差が出てくるそうです。

「偏桃体」は情動に関わる辺縁系という部位にあり、性ステロイドホルモンの作用により攻撃性が高まります。

「視床下部」は自律神経の中枢で、本能に関わる中枢が多く、例えば摂食中枢に女性ホルモンのエストロゲンが作用すると小食になってしまいます。

前頭前野はゆっくり成熟しますが思春期に前頭前野の成熟が遅れていると、性ステロイドホルモンによる影響を制御できなくなり、いわゆる「キレる」状態になってしまうと考えられているようです。

記憶のしくみ
なぜ歳を取ると物覚えが悪くなるのか

脳は、神経細胞のネットワークを再編成しながら20歳から25歳くらいまで成熟しますが、脳を構成する神経細胞は増加も再生もせず、高齢になっても大きく減ることはありません。

CTやMRIなどの画像で40歳ぐらいになると多くの人で加齢に伴い脳が萎縮してくるとともに、記憶する能力や認知機能などが少しずつ退化していきます。つまり、歳を取って忘れっぽくなるのは脳の異常ではなく、生理的な物忘れであるわけです。

私自身も60歳の時のCTで脳の萎縮があると言われましたが76歳までの現役生活は問題なく続けられ、80歳を超えた今も毎日読書に励んでいます。脳萎縮そのものは気にする必要はないと思っています。とはいうものの、80歳の壁を過ぎると読書のスピードは明らかに遅くなり、読んでも、読んでも忘れてしまうので、記憶力の低下にはほとほとがっかりしています。

ここでもう少し、記憶について『脳と心のしくみ』（池谷裕二著）を参考にしながら、考察します。

池谷先生は、人間が自分を自分と認識するために最も重要なのが記憶であるとしています。その記憶には、短期記憶と長期記憶の2種類があります。短期記憶は、記憶しておける時間がほんの30秒ほどだそうです。短期といっても昔の記憶と比べて短期という意味だと思っていましたが、それどころではなく、非常に短い期間の記憶を指しているのです。今聞いたことをメモしておくため、その程度の時間だけ保持される記憶＝ワーキングメモリです。前頭連合野という場所でこの短期記憶をベースとして次にどう行動するかを決め、運動連合野に指令を出すとともに、情動を生み出す偏桃体や記憶の中核となる海馬にも働きかけを行います。

では、長期記憶とはどのようなものかというと、海馬が中心的役割を担います。詳しいしくみはまだ分からないそうですが、この海馬が、入ってきた記憶をいらないもの、いるものに整理して覚えておくべきと判断した記憶に関してのみ、大脳皮質に送ると考えられています。そして大脳皮質で長期保存されるわけですが、その方法はシナプスの組み合わせによる回路によると考えられています。

海馬から送られてきた記憶は情報であり、電気信号として送られてくるので、それがシナプスを刺激して回路を作ると考えられています。その記憶を思い出す際には、またその回路に電気信号を送って引き出します。加齢により物覚えが悪くなるのは、簡単にいえば記憶されているデータ量が増すので、この回路を形成する余地が少なくなるからだそうです。

ちなみに長期記憶には陳述記憶と非陳述記憶があります。陳述記憶は言葉や図形によって表現できる類いの記憶で、非陳述記憶はいってみれば職人技のように、身体で覚える記憶です。

また、陳述記憶はさらにエピソード記憶と意味記憶に分けられます。エピソード記憶は体験の記憶です。意味記憶は知識やものや人の名前などです。

もう一つ、同書にも繰り返し学習をするとどうなるかという近年の研究結果が紹介されています。情報を受ける側の神経細胞の接合部＝シナプスにできるスパイン（棘）という箇所が、記憶の定着に大きく関わっているということが分かってきました。同じ情報を繰り返して学習すると、同じスパインにその情報は繰り返し送り込まれます。すると、このスパインと呼ばれる突起がどんどん大きくなっていきます。大きくなればより情報が受け取りやすくなり、消えにくくなります。小さなスパインは自然消滅しやすいのだそうです。そのために、記憶を定着させるためには繰り返し学習が効果的ということなのです。

高齢化とともに心配されるのが認知症です。正常な知的機能が低下し自立した生活が困難になると認知症とされ、脳萎縮が診断材料となるのですが、先に述べたように通常でも脳は加齢により萎縮するため認知テストが用いられます。認知症の発症年齢は70代後半で10％以上、80代前半は20％、80代後半では40％、90代では60％と歳を重ねるごとに増加します。

しかし、脳のゆくすえは最終的に自分の脳のシナプスが決めると思っていますので、私は努力と情熱を持って毎日を過ごしています。新しいことに挑戦したり、好きなことをしていれば、脳は刺激を受けて活性化するからです。いつまでも若い脳を保つことも可能なのです。怠けてはいけません。

「経験」が脳を成長させる重要ファクター

池谷裕二先生の著作を読むと、実に多くのことが学べます。

私は、人間は皆意識してなんらかの行動を起こしていると思っていましたが、必ずしもそうではないということを学びました。例えば、『進化しすぎた脳　中高生と語る「大脳生理学」の最前線』にはこのようなくだりがあります。

「好きな時にボタンを押してください」という実験です。この時の脳波をモニタリングすると、「ボタンを押そう」という意識が先に現れて、その意識に沿って手を動かす準備をして、実際に手を動かしてボタンを押すのではなく、運動前野という運動をプログラムする部分がまず活動を始めて、それから1秒ほど経ってから手を動かそうという意識が現れるというのです。

つまり、無意識に動き始める準備が行われるということです。自由意識の前に潜在意識が働いていて手を動かす準備を始め、同時にボタンを押そうとする感覚を脳に生み出しているというわけです。


また、人間などの動物が持つ感情の中で最も原始的なものは恐怖ですが、この恐怖は偏桃体で生み出されます。ここで何が行われているかというと、以前に怖かった経験を活かして、そうした場所には近づかないとか、同じような行動をしないというように、記憶を司ることで危機を回避する役目を担っているのです。

ところが、偏桃体は感情とは無縁の機関なので、「怖い」という感情はここでは生まれません。そうした感情そのものは、別の場所＝大脳皮質で生まれます。ただ偏桃体では恐怖を感じたとき特有の身体の反応が生まれます。例えば心拍数が上がったり、冷や汗が出たりなどです。そしてその危険性を記憶します。つまり、動物は怖いと思った結果、意識してその場所やその瞬間を避けるのではなく、ただ危険だという記憶から避ける、いわば潜在意識で避けるのです。それと同時か一瞬遅れて「怖い」という感情が生まれるというわけです。

そのため、仮に偏桃体がなくなると恐怖という感情も、それを回避しようとする行動も生まれないということが動物実験などで分かっています。

いずれにしても経験が人間の行動を促し、あるいは抑制し、同時に感情を生み、育てるのです。経験の種類や質は環境によって変わってきます。もちろん、ある程度成長したのちには、伝聞やメディアを通した知識によっても感情は刺激を受けますが、例えばそうした知識によって得られた恐怖と、実際の経験による恐怖の質は同質ではないでしょう。知識では分かっていても、実際の場面では行動が遅れる。これは、知識によって植え付けられた恐怖に偏桃体は関与していないので、感情は生まれても、それに先んじた行動の準備はできないからなのかもしれません。

もちろん、そうした感情は恐怖だけではありません。例えば悲しくて涙が流れることは、涙が出るという信号経路と、悲しいという感情は実は直接関係がありません。「怖い」と思う、「悲しい」と思う感情は、言葉が生み出す抽象的なものであって、生命反応ではないということなのです。

見方を変えれば、知識よりも経験が重要であるということが分かってきます。知識では瞬間の身の動きは司れませんし、本当の意味での感情も生まれないと私は考えます。経験はそれができるのです。こうした考察もまた、メディアに頼るのではなく、実際に体験することがいかに重要かということの大切な証左です。

つまり、本当の意味で脳を成長させるのは、さまざまな体験なのです。裏を返せば、人間の脳にはいくつになっても驚くような変化を生む力があるということです。

長い間、学者たちは7歳くらいで脳の柔軟性は失われ、出来上がってしまうといってきました。基本的な成長という意味では、確かにそうかもしれません。しかし、脳には驚くような可塑性があるので、新しいことを記憶もできますし、必要ないことを忘れることもできます。いくつになっても学習はできますし、変化する柔軟性を失わないということが分かってきているのです。

だから、常に刺激を与えることが大切です。よく使われている部分は強化され、使われない部分は淘汰されてしまうからです。

脳には可塑性がある

脳の可塑性は、ノルウェーの神経解剖学者のブローダ博士が、自身が脳梗塞になった体験から唱えた概念です。脳細胞は一度失われると、そのものは残念ながら再生しないのですが、脳に適切な刺激を与えることで、その他の脳細胞の配列が変化して、正常な細胞が壊死した部分の機能を代替することで、運動機能などが回復していくという概念です。

『脳科学は人格を変えられるか?』（エレーヌ・フォックス著）をひもとくと、タクシー運転手やプロの音楽家の例が記載されています。彼らに限ったことではないですが、それぞれの専門家が努力し、研鑽し、練習を積むことで、実際に脳が変化することが分かっています。並外れてロンドンの道を熟知していて、卓越した位置把握能力を持ったタクシー運転手の脳をＭＲＩでスキャンしたところ、海馬の後方部が一般の人に比べて著しく肥大していることを発見しました。

音楽家の例では、複雑な音を聞き分けたり精密な動きをしたりするのに関わる脳の複数の領域が、一般の人に比べてはるかに大きく肥大していたのです。しかも、最初からそうだった（音楽家になるべき天才だった）わけではなく、そうした肥大は練習量などに応じて変化するということも分かっています。それほどまでに脳は柔軟なのです。

人それぞれ見ている世界が違う脳科学の「クオリア」という概念

人の意識を考えるうえで、「クオリア」という理解が難しい概念があります。分かりやすくいえば、感覚的な意識や経験のことであり、意識的・主観的に感じたり経験したりする質のことと定義されています。『進化しすぎた脳　中高生と語る「大脳生理学」の最前線』で池谷氏は「覚醒感覚」という言葉を使っています。

「つまり、音楽の美しさ、リンゴの赤さ、レモンを噛んだときの酸っぱさとか、そういう生々しい質感のことをクオリアと言う」「ここでいう『質』とは、物質の〈質〉という意味ではなくて、ものの本質に存在するような質感の〈質〉。つまり実体ではない〈質〉。ここでは美しいとか悲しいとか、おいしいとかまずいとか、そういうのをひっくるめて『クオリア』と言おう。つまり、僕らが世界を体験しているという実感、その感覚がクオリアだ」

あるいは脳科学者の茂木健一郎氏は、その著書、『意識とはなにか〈私〉を生成する脳』の中で、以下のように述べています。

「クオリアは私たちの意識の中で、〈あるもの〉が〈あるもの〉であると感じられることに深くかかわっている。私たちの意識の中で、〈あるもの〉が〈あるもの〉として成り立つということは、それが、ある特定のクオリアとして感じられるということである。『ギラギラ』や『ピカピカ』といった、質感そのものとも言える〈あるもの〉はもちろんのこと、数字や記号、言葉といった、一見質感そのものとは独立した抽象的な形で私たちの意識の中に存在するかのように見える〈あるもの〉もまた、それが意識の中で〈あるもの〉として感じられる以上、一つのクオリアである」

つまり、クオリアとは意識そのものだということだと私は解釈します。例えばリンゴならリンゴを見て、それがリンゴに見える。その見え方がクオリアなのです。

クオリアは経験によって磨かれる

なんとも難しい概念なのですが、これは科学用語であって、宗教や哲学の用語ではありません。

ここで私がいちばんいいたいことは、経験によってクオリアは磨かれる。そのクオリア＝意識そのものが個性であるということです。私のクオリアは、あなたのクオリアと同じではないのです。同じリンゴを見て、リンゴが見えていても、果たして同じクオリアのリ

クオリアの概念

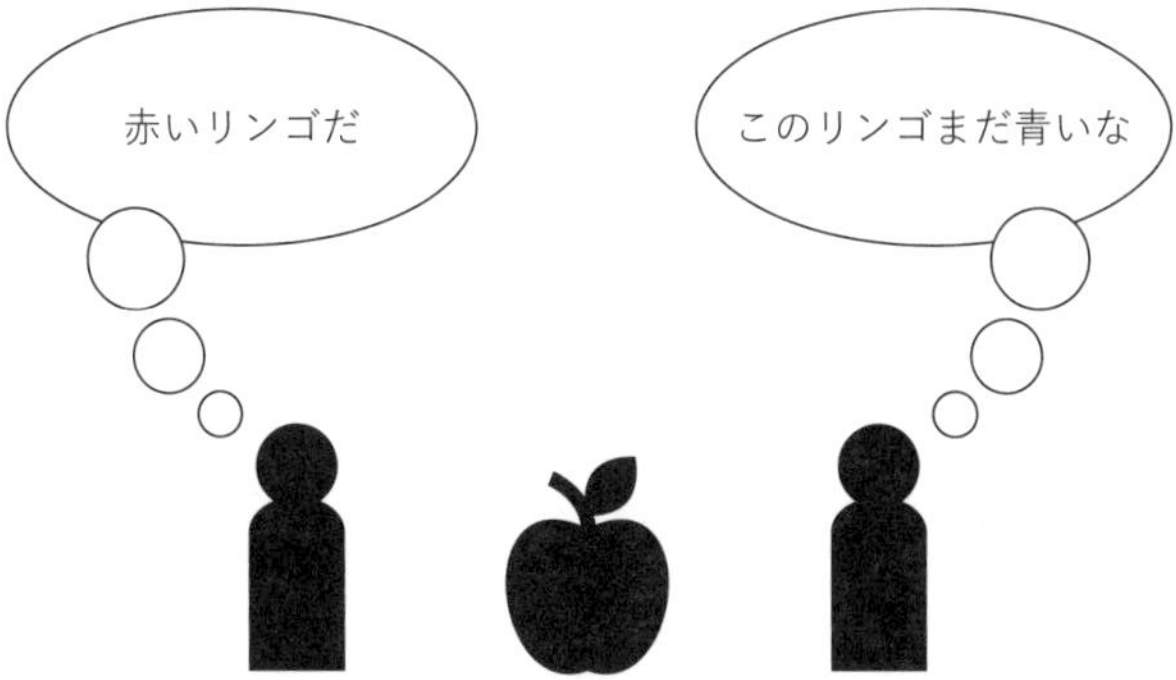

人によって経験が異なるため
同じものを見ても同じように見えるとは限らない

ンゴを見ているかは分かりません。おおかには同じでも、たぶん違う質を持ったリンゴなのだと思います。見る主体によって経験が違い、その結果としての個性が違うからです。

ただ、現代を生きる人間には社会性が身についています。標準を重んじる気持ちといってもよく、特に日本人はその傾向が強いです。

茂木氏は、「一時期の日本では、戦後の文化風土と絡めて『個人主義の行き過ぎ』を批判する風潮があった。個性を主張するのもいいが、他人と協調することも大切だとする論者が散見された」。しかし「個性の発揮と他人との協調が相容れないとするのは、脳科学の視点から見れば間違いである。ミラーニューロンの発見に象徴されるように、個性は、むしろ他人との関係性においてこそ磨かれる。他人の心という鏡に映った姿を通して、私たちは自分の本性を知るのである」（日本経済新聞2005年7月28日夕刊掲載）と述べています。

ミラーニューロンとは、自らが行動するときと、他者が行動するのを見ている状態の、両方で活動電位を発生させる神経細胞です。他者の行為でも、まるで自分が行動しているように思える、つまり鏡を見ているかのように反応するわけです。このニューロンによって他人の行動を理解して、共感を生むとか、真似をすることで新たなスキルを身につけることができるなどといわれています。

人間が社会性を育むうえでも重要な機能です。このミラーニューロンによっても、標準化は強化されると考えられます。

そもそものの見方もとらえ方も価値観も違う個性的な個人が、社会性によって標準化されていくわけです。それが前提にあるからこそ、茂木氏が嘆いたように、時に個人主義を否定されるわけです。

自分らしさの構成要素とは

もちろん人間は社会的な生き物ですから、他者の存在は重要ですし、一緒に暮らす、協力して社会生活を営むことが普通であり、必要なことでもあると思います。

当然、人間はそうした他者との交わりによっても、考え方や価値観、行動が変わっていきます。他者と一緒に行った経験というだけでなく、他者の言動によって、意見を聞いたり、その行動を観察したりすることなどによって、少なからぬ影響を受けます。その結果、自分も変わっていくのです。特に若いうちはそうだと思います。だから親は「付き合う相手を選べ」などと言うのですが、付き合う相手を選びすぎると変化に乏しくなってしまい、成長できないかもしれません。少なくとも多様性を学ぶことはできません。そこは考えものです。

それはさておき、他者との関わりによって、なぜ自分が変わるのかを茂木氏は『意識とはなにか〈私〉を生成する脳』の中で「とりわけ、偏桃体などからなる大脳周縁系のドーパミン細胞を中心とした報酬系の役割が大きいことがわかっている。特に、他者との関係性など、社会的な報酬、情動に関するプロセスは、ドーパミン細胞からの結合を受け取っている前頭葉の前頭眼窩皮質の役割が注目される」と説いています。

前頭眼窩皮質は、前頭葉の腹側面に位置していて視覚、聴覚、体性感覚、味覚、臭覚情報を収斂《しゅうれん》しています。またドーパミンは、報酬に基づく行動を起こす神経機構の中核を担っていますが、報酬とは良い結果の意味で、基本的に私たちは良い結果を求め、悪い結果を避けるように行動するものなのです。そうした中で、「ドパミン細胞が報酬の期待と現実のギャップを反映する予測誤差信号を発信して報酬に基づく行動を制御していることが明らかにされている」（帝京大学医学部神経内科学講座「報酬系とドパミン」小林俊輔より）のです。

こうして、脳科学は人間の意識や哲学の領域にまでその解明の手を伸ばしています。

自分らしさとは経験の質と量、そしてそこから何を学ぶか、どれだけ他者を観察したかで大きく変わっていくように思います。本などから得られる知識も大切ですが、それ以上に経験が必要であり、他者との交わりが重要なのです。

脳の特質を深く理解することで、人間は本当に多様であることが分かります。生まれてから歩む人生における経験も多種多様。だから皆、同じ景色を見ているわけではなく、同じ価値観を持つわけでもないのです。同じようで皆違う、ということをまず知るべきなのです。

［第3章］

脳は百人百様
脳を知ると、他人の個性を理解でき、
自分の個性が見えてくる

同じものでもその見え方、聞こえ方、感じ方は人によって千差万別

色の見え方もみんな同じようで、みんな異なると書きましたが、医師としての見地では昔は色盲と呼ばれていた色覚異常も「異常」というには多すぎるように感じます。というよりも、それを言い出したら、全員が色覚異常だと思います。

芸術家にも色覚異常（あるいは障害）は少なくなく、例えばミケランジェロは赤も黄色も緑も灰色の濃淡に見えたと伝えられています。色覚障害であるからこそ、独特で大胆な色使いのできた画家も少なくなかっただろうという研究結果もあります。

色覚は、網膜にある視細胞の機能によって決まります。その機能次第で色の識別が難しくなると、色覚の異常と呼ばれます。色覚の異常には先天性と後天性がありますが、先天性の場合は遺伝で、いまだに的確な治療法はないと聞きます。しかも最初から違うので、検査によって「自分は人と違うらしい」という知識を得られるだけで、実際にはどう違うのか、他人はどんな色でこの景色を見ているのかは分からないわけです。

先天色覚異常の比率は、1979年に約3万3000人の児童を対象とした大規模な調査が実施され、男性の4・50%、女性の0・156%に先天赤緑色覚異常が現れると推定されました。全人口の約5%は非常に多い比率です。やはりこれは異常ではなく、個性ととらえるべきだと私は思います。

皆が「あの色は赤」だと言っても、同じ色として感じているかどうかは分からないわけです。自分の見ている色が「赤だ」と教えられてきたから、「赤」と思い、「赤」と答える。しかし、それは多くの人が見ている赤ではないかもしれません。

しかも、おおよそ同じ赤色に見えていたとしても、まったく同じ色とはいえません。

昔は色覚異常も悪い遺伝といわれた時代がありました。優生思想です。今は色覚異常が危険を伴うような一部の職業を除き、むしろ個性であり多様性の一つの象徴にもなっています。

こうした違いは色だけではありません。目のほかの機能、視力や乱視の度合いなどによっても身の回りの世界の見え方は違ってきます。

聴覚もそうです。年齢によって聞こえる音、聞こえない音があります。1万7000ヘルツ前後の高周波数の音を「モスキート音」といいますが、加齢によって周波数の可聴範囲が狭まるため、高齢になるとモスキート音は聞こえづらくなります。

加齢は仕方ないですが、例えば自分の声を録音したものを聞くと、普段自分が聞いている声と違うと感じることがあります。これは自分が聞いている音や声の質と、他人が聞いている音や声の質は違っているからです。口から出た音は空中を伝搬し、両耳に到達します。この音を「気導音」といいますが、自分以外の人はこの音だけを聞いています。一方、声を出した本人は、声帯の振動が頭蓋骨を通じて直接的に伝えられる「骨導音」と、同時に気導音も聞いています。そのため、録音した声は自分の声と違うと感じてしまうのです。

このようにして考えていくと実際、この世界の実体とはどのようなものであるのか、人が違えばその見え方、聞こえ方、感じ方は大きく違うわけですから、結局、真実の姿は誰にも分からないという結論になりそうです。

種を超えれば、見える世界はさらに違う

池谷裕二先生の『単純な脳、複雑な「私」』には、人間以外の動物たちの見える世界についての解説もあります。これもまた興味深いものです。

ご存じのとおり人間はRGB、レッド（赤）、グリーン（緑）、ブルー（青）の3原色でできた世界を見ています。その色もだいたい共通というだけで、それぞれの人が見ている色は厳密にいえば個人個人で違うという話をしました。では、人間以外の動物たちはどのような色彩感覚で同じこの世界を見ているのかという話です。

脊椎動物全般、魚類、鳥類、そして多くの爬虫類、さらに昆虫の見ている世界は、3原色ではなく4原色なのです。

ここでいう4原色は「赤・緑・青と紫外線」です。これは特有の色覚によって感知できる光の波長範囲の違いによります。人間が平均的に感知できる光の波長は800ナノメートル～400ナノメートルですが、紫外線は300ナノメートル。つまり、動物たちには

紫外線が見えているのです。

おそらく紫外線は色としては見えていません。例えば植物の花冠には紫外線がよく反射する部分があり、昆虫にはその部分がキラキラして見えるそうです。紫外線が見えない人間にはなかなか想像がつきませんが、とても美しい世界のように思えます。

多くの哺乳類は、進化の途中で4原色のうちの2原色を失ってしまったようで、青と橙しか感知できません。初期の哺乳類は、そのほとんどは夜行性だったので、それでなんの問題もなかったようです。犬や牛は白黒の世界に生きているという説がなぜかまことしやかにいわれることがありますが、実は犬や牛も2原色なのだそうです。

多くの哺乳類が2原色である中で、人間は3原色の見える動物に進化しました。その意味では、人間は動物世界の中での色覚異常、特殊な存在だと池谷先生はいっています。

3原色で見るしくみ

3原色で見るしくみについて、もう少し詳しく説明します。

光が網膜に像を結ぶことで人はモノを認識しますが、次ページの図のように網膜の中心

3原色で見るしくみ

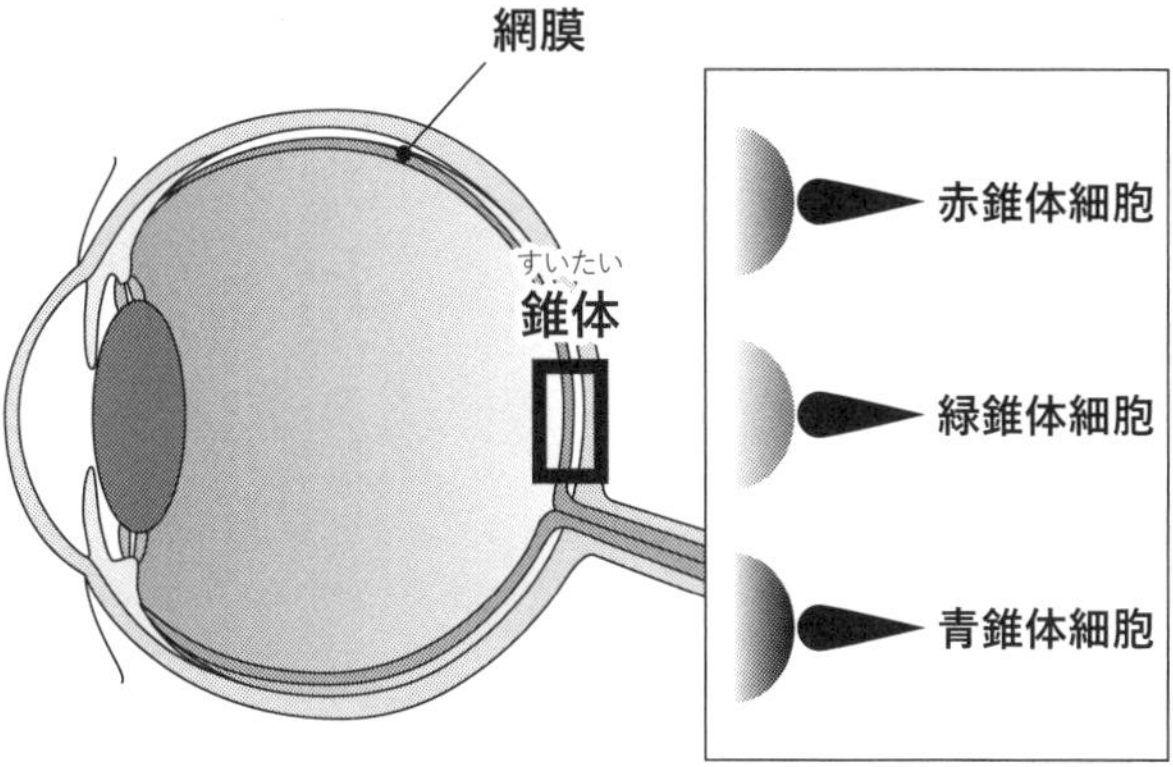

NHK 高校講座「科学と人間生活 テレビ技術の発展 〜光の性質〜」をもとに作成

には色を感じる錐体《すいたい》があります。長い波長（黄色周辺）には赤錐体細胞が、中波長（黄緑周辺）には緑錐体細胞が、短い波長（青周辺）には青錐体細胞がそれぞれ反応し、その3種類の反応の組み合わせによって脳が「これは赤みの強いオレンジだな」など色を認識します。

2原色で見るということは、このうち1種類の錐体細胞を持たない状態であって、人間でも先天赤緑色覚異常の場合は、これに近い見え方だといわれています。

実をいうと、人間にも4原色が見える人がいるようです。普通と違うという意味では異常なのでしょうが、その人は稀有な画家になりました。私も報道でしか知りませんが、サンディエゴに住むConcetta Anticoさんという方です。彼女は4原色の色覚を持つことで、一般人の100倍、実に1億色を見ることができるそうです（常人は100万色）。

この4色型色覚という特性は、X染色体上の突然変異に起因するもので、女性にのみ起こる可能性があります。あくまで計算上ですが、彼女以外にも4色型色覚を持っている女性が全女性の2~3%の割合でいると考えられます。

彼女は自らの特性に気づいていませんでしたが、そもそも他人とは見ている色が違うため、個性的な色選びになるのは当然の結果でしょう。厳密にいえば「違う色を選ぶ」というよりも、「より複雑に色を混ぜたり重ねていく」作業になると思います。

ちなみに、なぜ彼女の色覚がほかの人とは違うことが分かったかというと、ある時、彼女が主催していたアートクラスに参加していた神経学者が彼女の特徴的な色使いに気づいたことがきっかけです。「なぜこの色を使ったのか?」と彼女に質問したところ、彼女は

「だってそう見えないの?」と返しました。そのことがきっかけで彼女は専門家の診察を受け、4色型色覚の持ち主だということが分かりました。

彼女は障害者かというと、私にはそうは思えません。天の与えてくれたギフトだと思えてならないからです。

普通でなければ障害なのか「普通」という物差しの怖さ

そのように考えていくと、障害とはなんなのかという疑問が湧いてきます。私は医師ですので、いくつか脳の病気とされるものを例にして、医学的な見地から「障害とは何か」を考えてみます。

昨今、発達障害とされる子どもたちが大変多くなっているといわれます。文部科学省の調査によれば、2006年におよそ7000人とされていた発達障害(自閉症、注意欠陥多動性障害、学習障害)の児童数は、2020年には9万人を超えています。途中から調査対象が広がったそうですが、それでも14年で10倍以上です（『「発達障害」と間違われる子どもたち』成田奈緒子著／青春出版社）。これは大変な増加率です。

ただし、著者の成田先生は、この数字を額面どおりに受け取ってはいけないと注意を促します。学校などから「発達障害ではないか？」と言われて相談に来る事例の中には、発達障害という診断が必ずしもできない例が多く含まれているそうです。先生はそうした例を「発達障害もどき」と名付けています。

確かに発達障害の児童と同じような症候を示すのですが、医学的に発達障害とは診断できない子どもたちがいるのです。そうした場合、3つのカテゴリーがあります。

発達障害は「先天的な脳の機能障害」なので、診断するためには「生まれたときからの生育歴」を聞き取り、それを診断基準に照らし合わせることが必要になります。ところが、その生育歴に問題が見られないのに、幼児期にあたかも発達障害のような行動が見られる児童がいます。

成田先生の見解では、生まれてから5年間は「動物として生きていくためのスキルの獲得」が優先されるのですが、その時期に生活のリズムが乱れたり、スマートフォンやゲーム機などの電子機器を多用したりすると、そのいわば原始的な脳の発達が遅れ、脳機能のバランスが崩れてしまい、「発達障害もどき」になりがちなのではないかということです。先生は「脳を育て直す」という言い方をしていますが、生活のリズムを正すなどの修正を加えることで、そうした「もどき」は是正されることがあるのです。

2つめは、親や教師、周囲の大人が、にわか知識でその子にレッテルを貼ってしまう結果です。成田先生はそれを「ブレ診断」と名付けています。ブレ診断が横行すると、天賦の才のある子どもたちもすべて発達障害とされてしまいます。その根底にあるのは優生思想、あるいは標準主義です。

3つめは、発達障害と診断されても、その後に症候が薄くなっていく事例です。そうしたケースでは、診断後の本人の生活や周りの環境に改善が見られたことが、症状軽快の要因になっていることが多いようです。発達障害は先天的な脳の機能障害ではありますが、治療や生活習慣の改善によって、正常に近づくこともあるのです。あるいは機能障害の程度によっては、支障なく社会生活が営めることも少なくありません。

だからこそ、異常を排除しようとする社会であってはいけないのです。ましてや安易に

サヴァン症候群

例）・初めて聞いた曲を演奏することができる
・写真を見ているかのような絵を描くことができる
・本は一度読めば記憶でき、何千冊も暗記できる
・「1978 年 1 月 1 日は何曜日か」と尋ねると、すぐに答えられる

↓

特定の才能が突出していても、生活スキルに不自由を抱えていることがある。特性に注目が集まってしまい、必要なケアやサポートが受けられないケースが起こっている。

「もどき」のレッテルを貼ってしまうような行動は厳に慎むべきです。

驚異的な記憶力や計算能力を発揮する「サヴァン症候群」

発達障害の話をしたところで一つ話しておきたいのが、サヴァン症候群です。発達障害の人たちの中に驚異的な記憶力や計算能力、あるいは音楽や色に関する天才的な感性などを発揮する人たちがいます。その人たちをサヴァン症候群と呼びますが、社会生活を送るうえでは生きにくい人たちであっても、一つの分野、あるいはある才能においてはまさに天才です。こうした才能まで病気や障害として潰してしまいかねないのが、「常識」

とか「正常」という物差しです。

もっというと、サヴァン症候群の人たちは特定の才能だけが突出して高く、生活スキルや他者とのコミュニケーションの分野では不自由を抱えていることが珍しくありません。

しかし、「天才」という特性だけに注目して、必要なケアやサポートが受けられないというケースが起きています。これも自分を「普通」だと自認している人たちが、彼らを「天才」と決めつけて、「天才なんだからなんでもできるはず」「天才だから恵まれている」と思い込んでしまうことが原因です。

「普通」を自認する人たちが無自覚で振りかざす「これが普通で正常」という物差しがいかに危険かということを改めて考えなければなりません。

アスペルガー症候群とただの変わり者その線引きは曖昧

次に、これも発達障害の範疇の一つですが、「アスペルガー症候群（ASD／自閉スペクトラム症）」という疾患名があります。

発達障害のタイプ

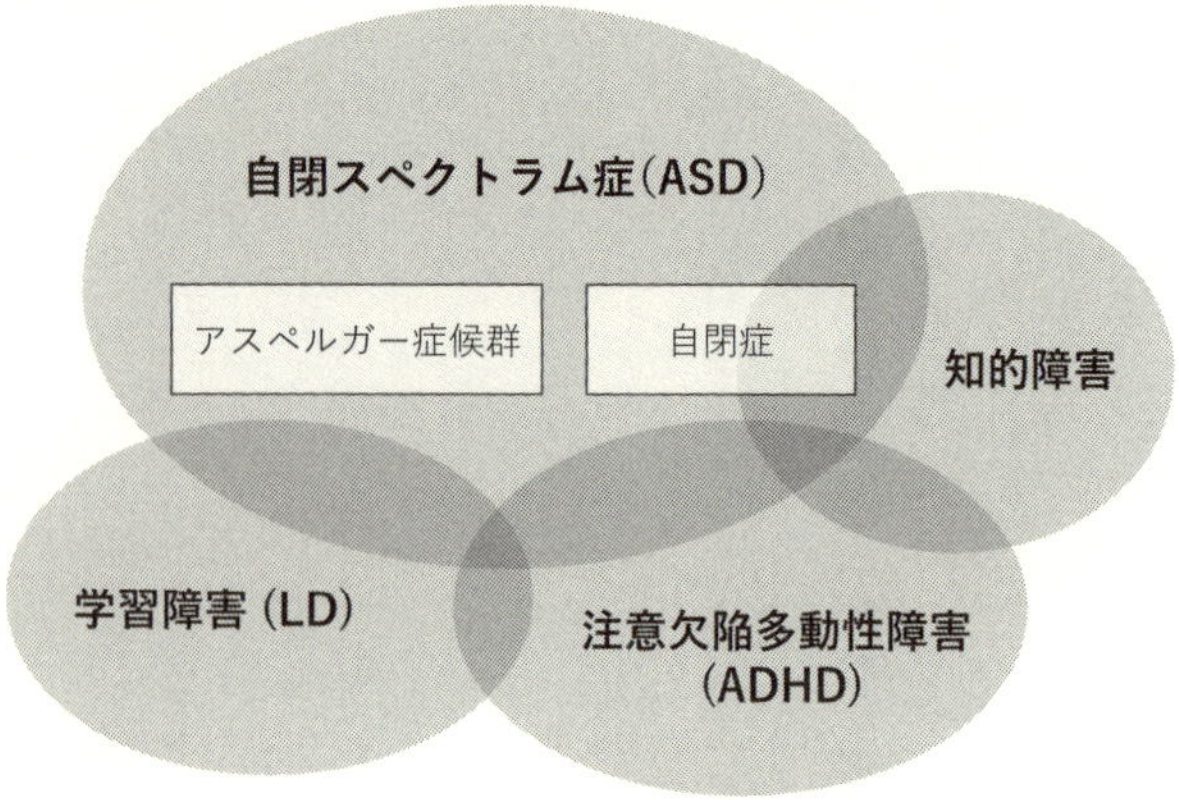

ホリスティックコミュニケーション「発達障害とは？ – 発達障害の特性 .1」をもとに作成

「あの子はアスペだから」「あの人ってアスペっぽいよね」などという言葉をよく耳にします。こういうことを言う人の多くは、聞きかじりの情報で病気の特徴を知った気になり、いい加減な基準で評価しています。そのため、実際にはアスペルガー症候群ではないのに、ちょっと人との付き合い方が下手で、短気な人間をそう称していることが多く見られます。

アスペルガー症候群という病気は、自閉症とよく混同されますが、少し違いがあります。コミュニケーションがうまく取れず対人関係が築きにくい、特定のものに強いこだわりを持ちすぎてしまうといった特徴が見られるのは自閉症と共通なのですが、アスペルガー症候群には知的障害や言語発達の遅れは伴いません。

知的障害など一見して分かる特徴がないからこそ、ちょっと個性が強く風変わりなだけでも「あいつはアスペ」などと決めつけられ、自分たちとは違うという目で見られかねないわけです。

自閉症もアスペルガー症候群も、実社会で生きにくいことはどちらも同じで、最近では両方を合わせて「自閉スペクトラム症」と呼ぶようになってきました。大きなくくりでは同じ特徴を持った疾患であるということです。

現在、この自閉スペクトラム症の原因は特定されておらず、先天的な脳の機能異常によると考えられています。この先天的異常には、遺伝的な異常の可能性もあるといわれていますが、正確なところは解明されていません。

いずれにしても、なんらかの原因によって脳、特に前頭葉や偏桃体などに異常が生じ、感情面、認知面、あるいはその結果としての行動に異常と思える症状が現れます。その結果、何が問題になるかといえば、他人とうまくコミュニケーションが取れない、興味や活動が偏ることです。

周りの人間からすれば付き合いにくい人間と思われてしまうことが多く、しばしば孤立してしまいます。彼らが一人でいることが多いのは、孤独を好むからではなく、孤独になってしまうからです。この2つは大きく違います。

精神疾患はＤＳＭ‐5という世界共通の診断基準によって診断されますが、精神疾患の知的障害や言語障害を伴わないアスペルガー症候群の診断は容易ではありません。また、治療薬なども登場していますが、脳の働きは繊細なので効果には個人差があり、治療も簡単ではありません。はっきりと病気であると言い切ることの難しいグレーゾーンであるという意味で、「もどき」も多いのです。

憂鬱は誰でも経験する気分
うつ病の診断は専門家でも迷うことがある

代表的な脳の疾患では、「うつ病」があります。

私も「うつ状態」と診断された経験があります。「新医師臨床研修制度」（２００４年施行）の準備段階にあった頃、私は公立病院の院長を務めていましたが、大学病院の医局に医師不足が生じ、小児科の派遣医師が引き上げてしまうという弊害が生じました。医師を確保するために躍起になってあちこち探し回り、私が血眼になって医師の確保に走り回っているというのに病院の誰からのサポートもなく、経営陣には危機感も焦燥感もありませんでした。極度のストレスで眠れない日々が続いた挙句「死にたい……」などと口にするようになったのです。そんな私の姿を見かねた妻の強い勧めにより心療内科を受診したところ入院の必要があると言われ、大学病院へ入院することとなりました。

肉体的にもメンタル的にもタフだと自認していたので、まさかうつ病になるなんてとショックでしたが、幸いにも最重症化は避けることができました。入院後しばらくして「うつ病の原因となっている要因から離れれば大丈夫なので、これ以上、入院している必要はない」と担当教授に言われ、比較的短期間で退院することができました。

退院後、院長職を辞して一度引退し、その後も数か月の療養生活を過ごしましたが、早期回復が叶いました。回復してからは医師として病院経営者として復活し、そこからストレスの多い、目の回るような怒涛の日々を過ごすことになります。しかしながら、前回の経験で心の免疫がついていたからか、自分の病院なので自分の裁量ですべて決めることができる点が私には合っていたのか分かりませんが、うつ病を再発することは引退の日までありませんでした。

うつ病は、症状としては気分が落ち込む、やる気が出ない、食欲が落ちる、眠れないなどがあります。そのため感情や意欲の病気ともいわれるのですが、こうした症状はうつ病でなくても経験することがあります。失恋したり大切な人やペットが亡くなったりした経験を持つ人はきっと思い当たるでしょう。

日本人の2％強が冬季うつ⁉

うつ病には、ウィンターブルー（冬季うつ）と呼ばれるものもあります。冬になって、日照時間が短くなり寒くなると気持ちがふさぐという病気です。しかし、これも誰にだってありがちなことのように思えます。寒くて布団や暖かい部屋から出たくない。だから出不精になる。その結果、約束に遅れる、すっぽかす。

こうなると「だらしない人間」とまずは思われます。交友関係もぎくしゃくし、信用をなくして仕事を失うこともあるでしょう。もちろん実際にだらしない、ルールに甘い人間という可能性もあるかもしれませんが、かといって一概に病気と言い切ってしまっていいかは難しいところです。ちなみに、診断基準に照らして疾患に当てはまれば、季節性情動障害とか、感情障害などと診断名がつきます。

ある調査では、日本人全体の2％強が冬季うつの疑いがあるという結果になりました。現れる症状にも特徴があって、うつ病の場合は食欲不振や不眠が典型ですが、冬季うつはむしろ逆で、過食や過眠という症状が一般的に見られます。そのため、太ります。げっそりすると病人っぽいですが、太ると病気には見えにくいので、やっぱり怠惰ではないかと疑われてしまうのです。

冬季うつの主たる原因は、太陽光が足りないからだといわれています。冬になり日照時間が短くなると、神経伝達物質の一つであるセロトニンの分泌量が減ります。セロトニンには気分を落ち着かせる効果があるので、減少すると気分が落ち込みやすくなるのです。また日照時間が短くなると、体内時計を司っているメラトニンの分泌のタイミングも遅れるため、生活サイクルが乱れて、不眠や寝つきの悪さなどが起こってきます。

ただし、誰でも冬になればこうした傾向があるのです。元気がなくなるから元気をつけようと、甘いものや炭水化物を食べる。活動が減りますから、太る。そうなってくると、病気との境目はかなり曖昧です。

冬季うつやうつ病は、診断基準に照らして「病的」であるものをいいますが、もともとの性格や気質もさまざまで、症状の現れ方や程度も個人差があります。「あなたは正常だから大丈夫」とか「あなたは明らかな病気です」と断定できるケースは極めて少なく、ほとんどが正常と病気の間のグラデーションのどこかにあります。その見極めは、精神科の医師でさえ簡単ではないのです。

多数派＝正常とするなら、がんは正常か？

ここまでの話から、病気や障害といわれるものも、その線引きは曖昧だということが分かってもらえたと思います。私たちが正常だとか普通だとかいっているのは、多数の人が属するグループの中に収まっている状態を指しているにすぎません。

視力が悪くて眼鏡をかけている人が10人中9人のグループでは、眼鏡をかけているのが普通で、視力の良い1人は「異常」ということになります。

同じ理屈でいうなら、がんはどうなるでしょうか？　今やがんは2人に1人が生涯で一度はかかる病気です。（国立がんセンターのがん統計〈2019年データに基づく〉によると、日本人が一生のうちにがんと診断される確率は、男性65・5％、女性51・2％）

多数派を正常とするのであれば、がんは男女とも過半数なので正常ということになるでしょう。

そもそもがんという病気は、「ある時、ある原因によって、正常細胞が異常な細胞に変化してしまう」ことがきっかけで発生します。多くの場合、異常細胞は免疫によって消され、正常な細胞に置き換えられていきますが、異常細胞がそのまま居残り、増殖していくと、腫瘍という塊になります。

良性の腫瘍であれば、周辺への浸潤や遠隔転移は起こさず、ただ大きくなっていくだけで、悪さはしないことが多いです。たいていは手術で完全に取り去れば完治します。

しかし、悪性の腫瘍は浸潤や転移を起こし、速いスピードで増殖し、病巣を作った臓器の働きを阻害します。これががんです。

なぜ悪性になるのかは完全に解明されていませんが、ストレスや生活習慣と密接に関連があり、喫煙や飲酒、運動不足などによって罹患する確率が高くなることが分かっています。また、加齢によってDNAのコピーミスが起こりやすく、免疫が低下して異常細胞を排除しにくくなることも大きな要因です。ということは、がんは人間にもともと備わっているリスクとさえいえる病気なのです。

誰もががんになるリスクがあり、実際に2人に1人以上がかかるなら、がん患者は「多数派」で「正常」となります。命に関わる病気の人が正常というのは違和感がありますが、要するに、世の中にある普通とか正常という基準は、その程度のものなのです。

そう考えていくと、そもそも「正常」とか「異常」とか線引きして区別しようとすることがナンセンスだとも思えてきます。線引きなど取り払い、個性として考えたほうがずっとすっきりします。これこそが多様性なのです。

男脳・女脳などない
性差は社会が生んだ幻想にすぎない

多様性の社会でもう一つ考えておきたいのは、ジェンダー問題です。SDGs（持続可能な開発目標）の17のゴールの一つにも「ジェンダー平等」が掲げられていて、これからの社会では避けて通れないテーマです。

「ジェンダー平等」とは、一人ひとりの人間が、性別にかかわらず、平等に責任や権利や機会を分かちあい、あらゆる物事を一緒に決めることができることを意味しています。ジェンダー平等の社会では、男性と女性は身体のつくりは違いますが、平等であり、性別によって生き方や働き方の選択肢や機会が決められることはないとされます。

昨今は、多様なセクシュアリティ（性の在り方）を表す「LGBTQ＋」という言葉も市民権を得てきましたが、ジェンダーがいわれ始めた当初はLGBTだけだったものが、いつしかQが加わり、さらに＋が付きました。Qは「クィア／クエスチョニング」の頭文字で、自分自身の性自認や性的指向が定まっていない人、もしくはあえて定めていない人を指します。＋はプラスαの意味で、代表的な5つに当てはまらない性の在り方をいいます。例えば、他者に対して性的興味を持たない人（アセクシャル）やあらゆるセクシュアリティの相手を好きになる人（パンセクシュアル）などです。

ジェンダーの考え方が一般化する以前は、女性っぽい仕草をする男性のことを白い眼で見るような風潮が強かったですが、今はどんなセクシュアリティであっても異常ではなく、すべて平等なのです。

しかし、ジェンダー平等の考え方が広がる一方で、まだまだ日本社会は「男らしさ」

「女らしさ」が価値観として残っています。男は外で稼ぎ、女は家で産み育てるという昔ながらの男女の在り方・家庭の在り方がいまだに求められがちですし、「男は涙を見せるな」「男のくせに女々しい」とか「女は愛嬌」「女のわりにサバサバしている」といった言い方も日常の場面ではなくなりません。男というのはこういうもの、女というのはこうあるべきという価値観や考え方が私たちの根っこにはあるのです。

では、性差とは何で決まるのか。多くの人は脳に違いがあると考えるかもしれません。『話を聞かない男、地図が読めない女』（アラン・ピーズ、バーバラ・ピーズ著／藤井留美訳／主婦の友社）が2000年頃に日本でベストセラーとなり、「男性脳、女性脳」が話題となりました。男女で話が通じない、男女でお互いに考えていることが分からないというすれ違いは、脳の性差によるものだというのです。

彼ら以外にも男性脳・女性脳を唱える学者はいます。例えば人工知能の研究者である黒川伊保子氏もその一人。次ページの表に黒川氏による「男性脳と女性脳の特徴」を挙げておきます。

男性脳と女性脳の特徴

男性脳	女性脳
・素早い問題解決のために会話をする	・共感のために会話をする
・ゴール志向型	・プロセス志向型
・ハイリスク・ハイリターンを好む	・安全を好む
・秩序や決まりを重視する	・人間関係を重視する
・集団の中での順位を重視する	・フラットな関係を築く
・空間把握能力に優れる	・言語能力に優れる
・論理や数字、比較検討で決断する	・感性で決断する

出典：産経新聞「どれだけ違う？女性脳と男性脳 会社で受け身の女性『やる気がない』ではない」

脳には男性特有の脳と女性特有の脳があり、ものの考え方や感じ方の違いには脳科学的な真実があります。

まず脳のつくりそのものでいうと、男性の脳と女性の脳に大きな構造上の違いは認められません。大きさや重さは、女性より男性のほうが平均値が大きいですが、これは体格の大きい人は脳のサイズも比例して大きくなる傾向があるためで、性差というよりも体格の違いによります。また、脳が大きいほうが賢いわけではなく、男女の知的能力に差はありません。

次に、脳の機能についてですが、男性の脳と女性の脳では情報ネットワークの在り方が違うという指摘があります。男性は左脳、右脳でそれぞれ独立した情報のやり取りが多いのですが、女性の場合は右脳と左脳の間でのやり取りが盛んなのだといいます。また、男性は空間認知能力に優れ、女性は言葉以外の身振り手振り、表情などの非言語コミュニケーションの能力が高いといった実験結果があるようです。

このことから「男性のほうが理路整然と論を進めるが、女性は話が飛びやすい」「男性は論理的で、女性は情緒的だ」といった指摘が出てくるわけです。一面の真理はあるように思えます。

しかし、これらの違いは脳そのもののつくりではなく、ひとえにホルモンのなせる業です。男性の場合は、アンドロゲンという男性ホルモンによって性的特徴（第二次性徴）の形成が促進され、筋肉や骨のがっしりとした男性的な身体つきになっていきます。女性の場合は女性ホルモンのエストロゲンの影響によって、脂肪が多く丸みをおびた身体つきになっていきます。ちなみに、女性の体内でもアンドロゲンは作られますが、男性の10分の1ほどと少量です。

ただし、ホルモンだけではっきりと男女の2つに分かれるわけではなく、そこにはグラデーションがあります。

『ジェンダーと脳　性別を超える多様性』（ダフナ・ジョエル&ルバ・ヴィハンスキ著）では、ラットにたった30分間ストレスを与えるだけで、ラットの脳領域の一部がオスからメスへ、またメスからオスへと変化する実験結果が紹介されています。その事実を知った著者は、この実験結果が何を意味するのかを知りたいと思い、多くの脳のスキャン画像を解析しました。すると、必ずしも男性が男性的な特徴のそろった男性脳を持ち、女性が女性的な特徴のそろった女性脳を持つわけではないということが突き止められたのです。

本の中で著者は、「私の言いたいのは、どの人の脳もそれぞれ他の人と異なる特徴を持ち、全体としてその人に特有のモザイクを形成しているということだ。これらの一部が女性にありがちで、その他の一部は男性にありがちなだけなのだ」と述べています。

これを著者は「脳のモザイク論」と名付けます。ちなみに、この書籍の原題はずばり『Gender Mosaic』です。

つまり、誰もが女性的な部分も男性的な部分も持ち合わせているということです。

100%男性的、100%女性的などという人間はまずいません。そもそも時代の変遷もあり、男性的・女性的、男性らしさ・女性らしさが指す意味も変わってきています。

同書の著者も、男性脳と女性脳には確かにさまざまな違いがあるとは認めています。「現在までに、科学者たちはすでに脳に数百もの性差を発見している。女性と男性は脳全体の大きさと各領域の大きさが違う」「神経伝達物質と呼ばれる化学的伝達物資の数種に性差が存在する」「脳内の微細な構造にも違いが発見された。ニューロンの構造、受容体の密度、神経伝達物質が結合する分子などにおける差異である」など。

しかし、こうした違いはすべて平均値の差であるとしています。人間を男性と女性という2つのグループに分けて比較すればこうした違いが認められるけれども、個々人で比較すれば、明確な差異は必ずしも見られないし、逆転現象が起こることもあるというのです。

そこで科学者たちは、今度は男性の脳と女性の脳の活動パターンを調査し始めました。すると、大半のタスクにおける脳活動のパターンに明確な性差は見られませんでした。

「多くの研究がパターンに性差を発見しようとしたが、まったく成果が得られていない。

性差が発見された場合でも、たいていは特定のタスクに関わる一部の脳領域の機能に見られるのみで、残りの脳領域は男女ともに同じような働きを見せる」というのです。

同書の著者は、「女性は男性に比べて言語処理を脳の両半球で盛んに行う傾向にある」という学説にも、疑問を呈しています。この学説では、3種の言語処理タスクについて調査していますが、そのうちの2種についてはほとんど言及していません。なぜなら男女の差が認められなかったからです。ちなみに差が認められなかったのは文字認識タスク、意味によって単語を分けるタスクです。そして、3番目の「韻を踏むタスク」についてのみ、女性は両半球を活性化し、男性はほぼ左半球のみを活性化したと報告しているのです。自分の学説に有利な証拠だけを挙げたにすぎず、正確な論拠とはいえません。

では、女性と男性はなぜ明らかに違って見えるのか。この点について、彼らは「答えは、私たちが人を女性と男性という2つの社会集団に分けることにある」と結論しています。2つの社会集団の分断が性差という差異を生む、あるいは助長するというわけです。つまり、性差の多くは、社会が生んだ幻想だと彼らはいうのです。

社会が性差という幻想を助長し、それを取り込んだ親が幼い子どもに「男らしさとは、女らしさとは」を常識として植え付けることで、男の子は男の子らしく、女の子は女の子らしく誘導されてしまうというしくみです。

ただし、実は性自認については幼い頃から始まっているといいます。

同書で紹介されている研究、２０１７年の『チャイルド・ディベロップメント』誌に掲載されたアリゾナ州立大学とニューヨーク大学の研究者たちによって調査された報告によれば、４６７人の男女の小学1年生、３年生、５年生に、自分を自身のジェンダーに近いと感じるか、あるいは反対のジェンダーらしく感じるかと尋ねたところ、子どもたちの約30％は自身のジェンダーらしく感じると答えた一方で、約17％がどちらのジェンダーにも近いと思わないと答えたそうです。

この結果は「男性か女性かの二元論」では語れないというジェンダーの本質を示唆しています。

私は、社会を形成し維持するうえで男性と女性を分けて役割分担すること自体を否定しようとは思いません。ただ、まずそれを「正常」と呼ぶのをやめようといいたいのです。

正常があるから異常がある。異常には「悪い」とか、「病気」とか、「壊れている」といったイメージが付きまといます。それは違うと思うのです。

これまで正常と呼んでいた状態は、「全体で多数を占めている」という数の論理にすぎません。少数だから正常ではないということではないのです。それを理解することこそが多様性を認める社会の第一歩です。

多様性なしに人類の未来はない

人間の脳は複雑で奥が深く、曖昧で無限の可能性を秘めています。我々はまだ我々自身のこと、とりわけ脳のことを本当には理解しきれていません。

それほど脳は多様性に満ちているのです。見ているものも違えば、聞いている音も違うし、他人には見えないものが見えていたり、聞こえない音が聞こえていたりしてもなんら不思議ではないのです。

そして、性の在り方も多様でグラデーションがあります。女性と男性という二元論はもはや成り立たず、レズビアンやゲイも異常でもなんでもありません。単に数の論理において「少数のグループ」というだけです。

　そう考えていけば、民族や肌の色はもちろん、身分や宗教、貧富や学歴などの違いで世界を分断すべきでないことが分かってきます。そもそも多様性がなければ、同じＤＮＡのコピーを繰り返す（いわゆるクローン）ことになり、いずれ生物は死に絶えます。なぜなら、同じＤＮＡで、同じ考え方や行動様式を持つ人間ばかりでは、変化や進化が生まれないからです。人間は多様性があるからこそ生きていけるのです。

　自分と違うものを「異常」として区別するのではなく、「個性」として受け入れる、そして、「どの個性も良いも悪いはなく平等である」という考えに立つことができれば、世界はさらに豊かになり、進化・発展していけるに違いありません。

［第4章］

さまざまな感情は脳が生み出している 脳を知れば、心をコントロールし 自分らしさを保つことができる

心はどこにあるのか
古代から続く心の場所探し

他人の個性を理解し受け入れるには、心が通じ合うことが大事になってきます。自分とは違う感じ方や考え方をする人でも、「そういう感じ方、考え方もあるよね」「自分とは違うやり方だけど、あなたのやり方もいいよね」と思えれば、相手の個性を尊重して受け入れることができます。

では、「心」というのは何かというと、これも脳科学で考えていくことができます。

多くの人は心が痛むというとき、胸を押さえます。心臓がきゅっと締め付けられたように痛むので、思わず心臓を押さえるのです。そのため、古代ギリシャの哲学者アリストテレスは「心は心臓にある」と考えていました。アリストテレスの師匠であるプラトンは、「心は頭と胸と腹にあり、頭は理性、胸は情熱、腹は欲望の心を持っている」と著書に書いています。

しかし、結論からいうと、心は心臓にはありません。心があるとすれば脳であり、特に前頭葉です。

人の感情は学習によって生まれる

ただし、脳単独で心が生まれるわけではなく、身体全体で形成されるものだと『単純な脳、複雑な「私」』で池谷裕二先生は述べています。

具体的には、「体や環境を捨ててしまったら、そもそも僕らの『心』は形成されない。私は私でなくなってしまうだろう。脳は身体や環境とカップルしてはじめて意味を持つ」といい、脳は自分の取った行動を観察して、「自分がこう考えているのだ」と理解する。つまり、「表現を通じて自己理解に達する」と説明しています。

脳はそれだけでは真っ暗な閉鎖空間にある孤立した宇宙です。脳は、身体の各機関から寄せられる情報（いわゆる五感）で外界とつながっています。だから、身体がなければ脳のほとんどの精神活動はなされないのです。

同書には、もう一つ、面白い観点が説明されています。例えば脳が右腕を動かすとき、実際に腕が動く前にすでにその準備ができているというものです。無意識に準備ができていて、そのうえでいよいよ「動かしたい」という意識が生まれ、「動け」と命令する。そして実際に右腕が動くというわけです。

つまり、怖いからドキドキするのではありません。ドキドキしたり、冷や汗をかくという身体の変化によって、脳が今、自分が置かれている状態を感知するのです。過去の経験と照らし合わせて、この心拍数上昇・発汗の状態は「恐怖」だと認識するわけです。こうした脳の行為を「アブダクション（逆行推論）」といいます。

私たちが「怖い」とか「悲しい」とかいった感情を抱くのは、脳の学習の結果なのです。

私という人格は、固有の経験からつくられた唯一無二のもの

生まれてからのさまざまな経験によって心というものが形成されていくとすれば、経験が人をつくるといっても過言ではありません。

私自身の経験を振り返っても、「経験が人間性をつくる」という理論に納得がいきます。

例えば、次のような経験は私の人格に大きな影響を与えました。

私は４歳の頃（１９４６年）に昭和南海地震を経験しています。幼心にも人の日常は永遠ではないという心理を感じたように思います。６歳になったばかりで実母の死を経験し、寂しい思いもしました。小学校卒業後は、東京の中学校に進学するため単身で上京し、都内で暮らす伯父の家で居候生活が始まりました。親戚とはいえ気兼ねもありますし、心から伸び伸びとはいきません。何より方言を理由にいじめに遭ったことが、私の人格形成に大きく影響しました。いじめっ子に立ち向かっていったことや勉強で誰にも負けなかったことで、自尊心を守りました。

高校は私立の進学校に進みましたが、人付き合いが得意ではない私は孤独な学校生活を送りました。多感な時期に「孤独」と闘う一方で、「自分とは何か」を見つめた時期です。ここで私は医師になるという目標を見つけ、生きることの意味や生命の誕生、生老病死などについて思索するようになります。最も多くの本を読んだのもこの頃でした。

医学部に入学してからは「なんでも診られる医者」になろうと、それこそ寝る間も惜しんで必死で勉強しました。医学部卒業後は大学院に進み、病理学で博士号を取得しました。胸部外科医局に入局して心臓外科医として研鑽を積み、いろいろな派遣病院で一般外科の手術を経験しました。医師としてのやりがいや向上心と同時に、自分の医師としての限界や未熟さに悩んだ時期もあります。また、尊敬できる恩師や医師としてのライバルとの出会いに刺激を受けることもありました。

50代になってからは公立病院の院長となり外科医としてメスを置き、病院マネジメントに携わるようになります。現役最後となる病院では、前任の経営者の病気により経営を引き継いで経営者となりますが、何十億円もの赤字で倒産寸前であることを就任後に知り、愕然としたことも……。そこからの経営再建は自分でもドラマのようだと感じています。この辺りのことは私の前著に詳しく書いてありますので、興味のある人は読んでもらえればいいかもしれません。

こんなふうに、子どもの頃からの家庭環境や人との出会い、新聞、テレビ、読書から得た知識や感動などが積み重なって、私の心は成熟し、今の私という人間になったのです。

視覚、聴覚、嗅覚、味覚、触覚からのさまざまな記憶は、海馬を経て大脳皮質に温存されます。温存された記憶はふとした瞬間に引き出しから湧き出てきます。例えば、私は絵画鑑賞も趣味なのですが、キャンバスに描かれた青い空を見た瞬間、生まれ故郷の空と海の青さ、そのキラキラした輝きが脳裏に浮かぶ経験をしたことがあります。あるいは、草の匂いで中学生の頃ボーイスカウトをしていたときの一場面が想起されたこともありました。

これまでに自分がしてきた経験が脳にインプットされ、私の心にさまざまな影響を及ぼしているのです。

経験の質によって人は良くも悪くもなる

経験が人（心）をつくるということは、経験の質によって人間性も変わってくるということになります。

犯罪者の心理形成には、壮絶な家庭環境が関係しているとよくいわれます。犯罪者が幼少期に過ごしていた家庭では、親の無関心、貧困、虐待などの傾向があり、なかでも虐待と犯罪の因果関係はとても強く、重犯罪者の約50％が幼少期に虐待を受けていたという調査結果もあります。親から痛めつけられるという絶望的なストレスが積み重なり、深い心の傷となって、ふとしたきっかけで暴走するのかもしれません。

経済的貧困も、人格形成では大きな問題です。経済的に生活が苦しい家庭で育つと、精神的な余裕のなさや、親が働きに出て不在などの理由から親子のコミュニケーションが極端に少なく、子どもが強い孤独感を抱きがちです。また、貧困を理由に学校でいじめに遭うケースもあり、人格形成に歪みを生じやすいとされます。

経済的な貧困以外に、教育的貧困があります。親の教育やしつけへの無関心などから十分な教育やしつけが受けられない子どもでは、物事の善し悪しが理解できず犯罪を繰り返す傾向が強まります。

刑務所に服役している犯罪者の調査では、以下のような3つの共通点が指摘されています。

・繰り返される家庭内暴力

幼少時期から暴力に触れているため、暴力や人を傷つけることへのハードルが一般人よりも低くなります。本人が暴力を受けていた場合だけでなく、父親から母親へのＤＶを目撃しているなど間接的な暴力も、子どもの心理に影響を与えます。

・愛情不足

親の愛情不足や無関心も犯罪者の人格を形成する要因の一つです。人が嫌がることを楽しんでやったり、不登校や引きこもりになるなどの傾向があります。

・過度のストレス

頻繁に変化する家庭環境（離婚・再婚・引っ越しなど）に置かれていた子どもは、将来犯罪に手を染める傾向があるといいます。目まぐるしい環境の変化は大人にとってもストレスですが、子どもにとってはなおさら大きなストレスとなります。

三つ子の魂百までといわれるように、成長過程における環境や生活習慣が脳に及ぼす影響は決して小さくありません。望ましい人格形成では、思いやりのある家庭、笑顔が溢れる家庭、気軽に話し合える家庭、本音で話し合える家庭など、子どもと親との心理的距離が近い関係が求められます。

ただし、私自身の生まれ育った環境を振り返って思うことは、母親を早くに亡くしたものの父親が私たち兄弟を大事にしてくれたことが大きかったと思います。今でも父を思い出すとき、その温かみを感じます。教師や親戚など親以外の大人から愛情をもらえたことも、私は幸運だったと思っています。

愛情というのは血のつながった親しか与えられないわけではありません。特定の人や物に対する感情的な結びつきのことを発達心理学の用語で「アタッチメント（愛着）」といいますが、アタッチメントは何歳からでも獲得でき、親以外との人間関係でも獲得可能です。

そういう意味では、人間性は何歳からでもつくり直すことが不可能ではないのです。

他者と違う「私」
「自分らしさ」とは何か

ここまで見てきたように、すべての脳はモザイクであって、絶対の価値観や二元論などというものは存在しません。そのことを理解すれば、自分の可能性を信じることができます。それと同時に、他人の考え方の多様性を尊重することもできるようになります。

しかしながら、ここで新たな疑問が湧いてきます。「私」とは何かという問題です。他者を受け入れるにしても、まず「自分」がないと始まりません。では、私とはいったいなんなのでしょうか。

哲学で自己を表す言葉に「自我」があります。自我とは、「他人や外界と区別された認識、行為の主体であり、しかも体験内容が変化しても同一性を持続して、作用、反応、体験、思考、意欲の働きをする意識の統一体」です。簡単にいってしまえば、状況や場面が変わっても変わらない同一の自我を持つ者が「私」であり、ほかの誰とも違う唯一無二の自我が「私」です。

本来、自我は誰もが等しく持っているもので、アイデンティティーといったほうが分かりやすいかもしれません。

人間は何歳くらいから自我を持つかというと、幼児が「私」という言葉を頻繁に使うようになるのが2歳頃だという観察結果があります。ほかと区別した自分を認識している証拠だと考えられます。

2歳頃に芽生えた自我が確立するのが思春期です。具体的な年齢でいえば13歳頃です。この頃になると、「私は何者であるか」「私は何をしたいのか」を積極的に考えるようになります。


実は、自我には狭義と広義の2つの意味があります。誤解を避けるために整理しておきます。まず狭義の「自我」からです。

精神分析学の大家であるフロイトは、人間の心は「イド（id）」「自我（ego）」「超自我（super-ego）」の3領域に分かれていると唱えています。「イド」は、個人の無意識の中

狭義と広義の「自我」

狭義

イド(id)	個人の無意識の中に潜む本能的エネルギーの源泉。「快感原則」に従って機能するため、すぐさま欲求を満たすことを優先し、不快なものを避けようとする
自我(ego)	日々自覚している「私」の部分で、イドと超自我という相反する２つの無意識のこころを調整する
超自我(super-ego)	「〜してはいけない」「〜すべきである」などのルールを重んじるこころ。イドや自我の見張り役

広義

無意識のこころと顕在化しているこころを合わせたものをいう。イドと超自我と自我を合わせた「こころ全体」を広義の「自我」と呼ぶ

にひそむ本能的エネルギーの源泉。「快感原則」に従って機能するため、すぐさま欲求を満たすことを優先し、不快なものを避けようとするこころです。

「超自我」は、「~してはいけない」「~すべきである」などのルールを重んじるこころです。幼少期に受けたしつけや教育が心の中に取り入れられてできた領域で、イドや自我の見張り役ともいわれます。

「自我」は日々自覚している「私」の部分で、イドと超自我という相反する2つの無意識のこころを調整します。ですから、自我は本来冷静で理性的なものであるとされます。しかし、こころの調整がうまくいかなくなると、こころのバ

ランスが崩れ、さまざまな問題が起こってくるわけです。例えば、厳格すぎる人間になったり、欲望に引きずられる人間になったり、その結果、生きづらい人間になってしまいます。常に葛藤も大きく、しまいには心身障害になってしまう可能性も高まります。

次に、広義の「自我」ですが、これは無意識のこころと顕在化しているこころを合わせたものをいいます。イドと超自我と自我を合わせた「こころ全体」を広義の「自我」と呼び、アイデンティティーと近い意味で使います。

心をコントロールし自分らしさを保つ

私らしさというのは「こころ全体（自我）」であり、先天的にある本能と後天的に獲得するしつけや経験のバランスによって決まってくるということが分かってもらえたと思います。本能的な部分は変えることが難しいですが、後天的な部分は周りの環境によって変えることができます。赤ん坊が生育環境を自分で選ぶことはできなくても、思春期や大人になれば自分で環境は選んでいけるのです。

脳は可塑性があり、何歳になっても変えていけます。今からでも遅くありません。自分らしさは今あるものがすべてではなく、望ましい環境を選んでいけば、望ましい自分らしさを手に入れることは誰にでもできるのです。

そして、自分以外の他者にも同じく可塑性があるということを忘れてはいけません。「この人はこういう人」と決めつけるのではなく、可能性を信じることや変わっていくのを待つことも多様性社会では必要です。

［第5章］

脳を知り、自分らしく生きれば、人生を楽しむことができる

自分らしさを大事にするとは、自分の感情を大事にすること

私が本書でいちばん伝えたかったメッセージは、「自分を認めるところから始めよう。そのうえで、相手を認める度量の広さを身につけよう」ということです。

まずは自分のすばらしさ、可能性を信じ、認めることが大切です。そのうえで周りの人を理解し、その考えや行動を尊重することが大事です。さらにその輪を少しずつ広げていくことができれば、平和な世界になっていくに違いありません。

時には、どうしても相容れない人も出てきます。残念ながら人を不快にする病的なエゴイストや根っからの犯罪者もいるのが現実の世界です。理解しようと試みたものの、どうしても難しいとか、付き合っていると自分に害が及ぶ危険性があるというときは、迷わず「離れる」「逃げる」ことを選んでください。

自分を大切にするというのは、自分の感情を大切にするということです。愛情や好きといった正の感情だけでなく、嫌悪や怒りといった負の感情も大切なエネルギー源です。

理系脳の育て方

理系脳

感情に振り回されない考え方ができることを指す。物事をとらえるときに、感情優先で選択・行動するのではなく、いったん立ち止まって自分の感情を分析し、どう行動すべきかを考えて、冷静に意思決定できる

〈育て方〉
・読書をする
・音楽に親しむ
・実験して考察する
・自然や動植物を観察する
・天体観測をする

観察力は対象物の変化や相違を見るスキルで、相手の表情や仕草から感情を読み取る力にも共通するため、人間観察能力につながる。また、自分と相手の違いを知り、それぞれの良いところを発見する力にもなる

負のエネルギー源というのは使い方次第で正の力に変えていけるので、決して悪いものではありません。例えば勝負に負けて怒りが湧いたとき、それをやる気に変えることができれば、自分の弱点を克服して向上することができます。

しかし、負の感情を浄化して正の感情に変えていくのが苦手だという人もいるかもしれません。そういう人には「理系脳」を育てることを勧めます。

理系脳を育てると争いごとは減る

理系脳というのは、数学や理科といった理系に強いという意味ではなく、感情に振り回され

ない考え方ができるという意味です。計算が速いとか物理が得意とかは関係ありません。物事をとらえるときに、感情優先で選択・行動するのではなく、いったん立ち止まって自分の感情を分析し、どう行動すべきかを考えて、冷静に意思決定できることが大切だと考えているのです。そうすれば無用な争いや差別はなくなるに違いありません。

どうやれば理系脳が育つかというと、読書をする、音楽に親しむ、実験して考察する、自然や動植物を観察する、天体観測をするなど。これらを脳が大きく発達する幼少期からするのが効果的です。もちろん大人になってからでも効果はあります。

自然や生き物を観察することは、人間観察にもつながります。観察力は対象物の変化や相違を見るスキルなので、相手の表情や仕草から感情を読み取る力にも共通するのです。また、自分と相手の違いを知り、それぞれの良いところを発見する力にもなります。そうすれば、相手が好きになったり、好きにはなれないまでも許せたりするものです。

もちろん文系脳（感情に敏感）も必要です。理系脳（理性、理屈）だけでは、これもまたギスギスした関係になってしまうからです。世の中は何事もバランスが大事。理系脳をベースにして、そこに文系脳もプラスするというのが、理想だと私は考えています。

とても極端な例ですが、新型コロナウイルスが流行したとき、「ワクチン賛成派」と「ワクチン反対派」で社会が分かれ、軋轢が生まれたことがありました。あれは、私には文系脳の人と理系脳の人の対立のように見えました。感情論でワクチンは良い・悪いと主張する人たちと、ワクチンの有効性や副作用などを調べたうえでワクチンが良い・悪いと主張する人たちの対立です。

文系脳の人たちには耳の痛い話になるかもしれませんが、ワクチンが良い・悪いというのは本来、感情では決められないはずです。その人がそう思うというだけであって、主張に根拠はないからです。「誰かがそう言っていたから、そうに違いない」という意見も文系脳の人のあるあるですが、それも根拠としては弱いでしょう。その誰かは専門外の素人かもしれないし、フェイクニュースかもしれません。

その点では、理系脳の人のほうがワクチンの成分やその作用を調べたり、ワクチンによる副作用や死亡の出現率を確認したりしている分、主張に理があったと思います。

このように、物事をとらえるときにはまず理系脳をベースにして考えたほうが、納得のいく解決につながりやすくなります。これが私が理系脳を推す（文系脳はプラスαで大事）理由です。

理系に弱くても理系脳は鍛えられる

もう少し詳しく理系脳について説明します。

理系脳とは、抱負な知識をベースに冷静に考える脳のことです。最先端の科学者や研究者たちは、多くの文献に当たるだけでなく、観察をしたり実験をしたりして謎の究明に努めます。そうやって脳科学を含め、多くの謎が解明されてきました。それまで不思議で魔法のように感じられた事象も、眉唾といわれた出来事も、科学によって原理が突き止められ、真理が解明されてきました。

こうした一流の理系脳を私たちが身につけることは難しいかもしれません。しかし、近づくことはできます。一般向けに書かれた科学の雑誌や書籍を読むことでも、多くの謎に迫ることはできるのです。

例えば宇宙の起源に迫るビッグバン。宇宙は「無」から始まりました。想像を絶するほど遠い昔、ビッグバンが起こり、宇宙は広がっていったのです。

宇宙はどこまで広がるのか。宇宙に限りがあるとしたら、その外側はいったいなんなのか。一般の人にとっては「無」というもの自体が理解しがたい概念ですから、宇宙について考えただけで、おぼれてしまいそうな感覚にとらわれるかもしれません。あるいは、宇宙の成り立ちがあまりに奇跡的かつ神秘的で、科学というよりも神の領域の話にさえ思えてくるかもしれません。

今では宇宙の始まりは、インフレーション理論が一般的です。この場合のインフレーションとは、経済学のそれではなく、「急な膨張」を意味します。インフレーションのエネルギーがビッグバンを引き起こしたというわけです。そして、その膨張は今でも続いています。遠くの銀河ほど速いスピードで遠ざかっていることで、それは証明されています。風船にたくさんの点を描いておき、その風船を膨らませると、すべての点がすべての点から遠ざかることが見て取れます。この場合は風船の表面だけの観察ですが、仮に風船の中にも点が打てれば、どこから見てもすべての点が遠ざかることが観察できます。

この膨張を逆にたどれば、最初は1つの点になるはずです。その点が大きなエネルギーを持った熱い火の玉であれば、それが爆発することで、物質やエネルギーが外側に向けて広がり、宇宙ができたと考えられるわけです。

その爆発の初期に、指数関数的に急激な膨張が起こったはずだというのが、インフレーション理論です。この理論は１９８１年に日本の宇宙物理学者の佐藤勝彦先生、次いでアメリカの宇宙物理学者アラン・グース氏によって提唱されました。

インフレーションは、本当にほんの一瞬の出来事だったといいます。10のマイナス36乗秒から10のマイナス34乗秒の間に、目に見えない、顕微鏡を使っても見えないような大きさだった宇宙が、直径1㎝以上に膨張したというのですから、とてつもない勢いの爆発です。

なぜビッグバンが起こったのか。その爆発の周りにもともとあったとされる「無」とはなんなのか。いくつかの有力な学説はありますが、まだ仮説の段階であり、宇宙物理学者の誰も知りません。

ビッグバンやインフレーション理論について長々と解説するのが本書の目的ではないので、ここから先は置いておきますが、私がいいたいことは、こうした謎の深淵に挑み、事実を拠り所にして真実を見て、客観的に答えを見つけることができるような脳こそが理系脳だということです。ちなみに、理系分野において「仮説」はとても大切です。仮説を立てるときには、時には常識外れの奇抜な視点やひらめきが必要で、その柔軟さがなくてはなりません。ただし、その奇抜な仮説さえも、単なる思いつきではなく、豊富な知識のうえに生み出されるインスピレーションなのです。

理系脳を磨けば、科学技術の分野だけでなく、思索・探求の世界や文系の仕事においても、また日常生活においても役立つと、私は思っています。冷静な観察や調査、検討は、すべてに通じる洞察力を研ぐと考えているからです。

理系脳を育てるために、今後の幼児教育や義務教育に期待

理系脳を育てるには、なるべく早い時期からのほうが効果が期待できます。まだ完全に脳が出来上がっていない子どものほうが、脳の可塑性が高いからです。

ある幼児教育の塾長がいっていたのですが、中学数学で習う立体図は、幼児期にそのセンスがほぼ決まるそうです。幼児期にたくさん遊びをしている子は、例えば積み木を組み合わせたらどういう形になるかというのを体験的に学んでいます。また、外遊びが好きな子は、天気のいい日に公園で遊んでいるとき、太陽の光が遊具に当たって、地面に影ができることを知っています。そして、夕方になると光の差す角度や方向が変わり、影の形が変わることを理解しています。数学の投影図では、物体を上から見た形や正面から見た形を答える問題が出ますが、そのとき影のでき方を瞬間的に思いつくことができるのです。

こういう立体の理解は、理屈で理解することも大切ですが、感覚的に分かるというのが何より大事です。その塾長いわく、ある程度の年齢になってしまうと頭で理解しようとしても、図形のイメージが浮かびにくく、立体の問題に手こずる子が多いとのこと。

これが真実だとすれば、やはり理系脳は（文系脳もですが）幼児期など早くから育てるに越したことはありません。

私は日本の義務教育は、すべての子どもが学問を9年間、体系的に学べるという点で優れた制度だと評価しています。しかも今は授業料も無償で学べるのです。

ただし、理系脳を育てるためのカリキュラムが弱いです。数学や理科では法則や理論を使いますが、単に法則や理論を覚えただけでは使いこなせません。実際に実験や観察をやってみて、法則や理論の意味を理解したり、使い道を学んだりするのです。それがないと、テキストで学んだことはただの知識、机上の学習となってしまい、応用が利きません。

今の日本の学校教育では、実験や観察など体験を通した学びが圧倒的に少ないのです。小学校は２０２０年度、中学校は２０２１年度から全面実施されている最新の学習指導要領では、ワークショップや体験学習、実験や調べ学習などを積極的に授業に取り入れることになっていますが、それも現場では十分に実践できているとはいえないようです。形だけはグループワークをするものの、中身はディスカッションもほとんどなく、個別に資料を読んでまとめるとか、グループの数人が作業をし、あとの生徒は見ているだけなどといった話を聞きます。

これから授業が改良されていくのだと思いますが、ぜひ実験や観察など子どもたちの理系脳を刺激する学習を増やしてもらいたいと願います。日本で暮らすすべての子が義務教育で9年間、しっかり理系脳を鍛えたとしたら、かなりのレベルの論理性や分析力、客観性などが培われるはずです。そうした子どもたちが社会を創っていくと、きっと多様性のある豊かな社会が拓かれます。

理系脳は独りよがりになりやすい⁉
まず相手の話を聞くことが大事

ここまで理系脳を推薦してきましたが、理系脳も万全ではありません。やはり欠点・弱点があります。それはコミュニケーション不足から起こる独りよがりになりがちな点です。

科学者や技術者、研究者には人見知りが多いといわれます。実際には必ずしもそうではない人も多いのですが、傍から見れば、コミュニケーション不足の傾向が見え隠れするものです。

実のところ、対面での会話よりもモニターを通じたオンラインでの会話のほうを好む人や、生の会話よりも文字によるコミュニケーションが好きな人も少なくありません。さらにいえば、人に相談するよりネットや文献で答えを探すというのも、理系の人に多い行動傾向です。

これらの志向は独りよがりになりやすく、決していいことばかりではありません。他人からもらえるアイデア、ヒント、答え、あるいは人づての情報や横のつながりは、実生活ではもちろん、さまざまな探査や探求にも重要なことです。そして、何よりもディスカッションは科学の進歩においても最も重要な工程の一つだと思います。

理系脳は争いを起こしやすいという意見も一部にはあります。しかし、これは理系脳そのものが原因というよりも、そこから二次的に派生する独りよがりが原因と考えます。

争いの多くは、意見の違いから起こります。意見の違いを解決するためのコミュニケーションができればいいのですが、それができないと思い込みによる独断が増え、暴走になってしまいます。

英語の慣用句にこんなものがあります。

Put yourself into（in）my place.（私の身にもなってくれ!）

これは、「私の立場、この場所に立って見て考えてくれ。そうすれば、私の言っていることが分かるはずだ」という意味です。

立っている場所が変われば景色が変わる。立場が変われば、見えること、意識すべきこと、大切にすべきことの優劣が変わる。だから私の立場に立ってみてくれというのは、確かにそうだと思います。

ただ、これは「逆も真なり」なわけです。自分の立場を大事にするのであれば、相手の立場も大事にする必要があります。

相手の立場を理解できれば、自ずと対応も違ってくるはずです。世の中の議論の多くは、黒か白かで決まるものは少なく、灰色のグラデーションの中のどこを落としどころにするかです。つまり、歩み寄りや妥協によって、ベターやベストを探っていくことになるのです。

そういう場面では、自分の意見を持ちつつも、相手の意見も聞いて、お互いのいいところを取り入れるのが最も平和的であり建設的です。あるいは、相手の意見を理解してみると、そのほうがいいかもしれません。これまで自分や自分たちの常識にはなかった考え方だが、そのほうが得策だと思える場合もあるはずです。冷静にメリット・デメリットを考えて、相手の意見のほうが優れているとなれば、自分の意見を捨てて相手の意見を優先するほうが良いケースもあるのです。

いずれにしても、自分とは違う意見を頭から否定するのではなく、まずは相手の意見や説明を真摯に聞いてみるという態度が必要です。その態度を忘れなければ妥協点や打開策はきっと見つかります。

科学技術の進歩も、それまでの常識を否定することから生まれてきたものが少なくありません。まさに天動説が地動説になるようなコペルニクス的転換はいくらだってあるのです。意見の違いを歓迎する態度さえ失わなければ、そうした転換点は大なり小なり必ず訪れます。

それこそ多様性を信じる心を失わなければ、そうした感動をいくらでも味わえるに違いないのです。

自分なりの答えを見つけるために、越えなくてはならない5つのバカの壁

理系脳というのは、理系の勉強をしてその知識を得るだけでなく、論理的思考の癖をつけることが肝になります。

論理的思考のベースはエビデンス主義だと私は思っています。エビデンスとは証拠、事実の証明です。証拠があるから正しい結論を導き出せるのであって、やはり心象よりも証拠が重要です。しかし、往々にして集団になると心象による主張の声が大きくなり、そちらの方向に議論が引っ張られてしまうことが多くなります。自分では「理論的にこうだ」と思っていても、集団の中でかき消されてしまうことがあるのです。

野田稔教授の著書『組織論　再入門　戦略実現に向けた人と組織のデザイン』（ダイヤモンド社）を読むと、集団の愚かさを生み出す構造が解説されています。養老孟司氏の『バカの壁』になぞらえて、それを5つのバカの壁と呼んでいます。

集団の愚かさを生み出す構造「5つのバカの壁」

1. **人間の特性に起因するバカの壁：**勘違いのこと。人は勘違いをするのが当たり前である
2. **計算ミスというバカの壁：**計算機と違って、人間はそもそも計算が上手ではない。そのため、自分は理性的で合理的に、数字でモノを考えていると豪語する人に限ってミスをする
3. **集団によるバカの壁：**一人ひとりがバカだから、それが集団になるともっとバカになるという意味
4. **成功体験というバカの壁：**人間や組織は一度うまくいくとその方法が正解だと思い込み、固執してその体験を引きずりがち。時代や環境の変化に対応できていない
5. **常識というバカの壁：**組織の常識、業界の常識などから抜け出せなくなり、身動きが取れなくなったり、発想の転換ができなかったりして先に進むことができない

野田 稔 『組織論　再入門　戦略実現に向けた人と組織のデザイン』(ダイヤモンド社)をもとに作成

　1つめは、「人間の特性に起因するバカの壁」。簡単にいえば、勘違いのことです。人は勘違いをするのが当たり前というのです。

　2つめが、「計算ミスというバカの壁」。計算機と違って、人間はそもそも計算が上手ではありません。だから、自分は理性的で合理的に数字でモノを考えていると豪語する人に限ってミスをするのです。

　3つめが、「集団によるバカの壁」。一人ひとりがバカだから、それが集団になるともっとバカになるという話です。乱暴な理屈に聞こえますが、言い得て妙だ

と私は思いました。

4つめが、「成功体験というバカの壁」。成功体験を重んじることの危険性は、経営理論の鉄則ともいわれています。人間あるいは組織は、一度うまくいくとその方法が正解だと思い込み、固執していつまでもその体験を引きずりがちです。時代や環境が変わったり、人々のニーズが変わったりすると、いつしかうまくいかなくなるのですが、それに気づきません。というよりも、気がつきたくないのかもしれません。もはや通用しないと気がついてしまえば、自分たちが変わらなければいけなくなるからです。

人材の育成もやり直しになり、組織も作り直さなくてはいけなくなります。だから、おいそれとは方向転換ができなくなります。組織が大きくなるほど、この傾向は顕著のようです。

まだこのままで大丈夫と思い続けているうちに、いつの間にか時代から置いていかれてしまいます。ビジネスであれば、人々の興味関心がよそに移ってしまい、それまでつかんでいたマーケットで後れを取ったり、顧客を失ったりという事態が起きてきます。

成功体験を普遍化し、ナレッジとして伝え残していくこと自体は悪いことではありません。磨いて、時代に合わせてバージョンアップしていけばよいのです。良くないのは、一つの成功体験にしがみついて、「これだけが正解」のように思い込んでしまうことです。これが「成功体験というバカの壁」です。

最後の5つめは、「常識というバカの壁」。その構図も成功体験の場合と似ていますが、世間の常識、組織の常識、業界の常識。この世には常識がそれこそ数限りなく存在します。ところが、自分自身や所属する組織の常識に染まってしまうと、いつまでもその常識から抜け出せなくなってしまい、がんじがらめで身動きが取れなくなったり、発想の転換ができず先に進むことができません。

論理的思考に直感が加わると最強

5つのバカの壁の全部を打ち破るには、論理的思考だけでは太刀打ちが難しいかもしれません。答えの見えないなかで、頼りになるエビデンスもなく、それでも何かを選び取らなければならない場面というのがあります。あるいは、議論が十分ではないけれども、今すぐ答えを決めなければならないというケースもあります。そういうときには、論理的思考でいくと答えがいつまでも見つかりません。結論を先延ばしにして事態が悪化する、取り返しがつかなくなることもありますから、スピード感は大事です。

そこで必要になってくるのが、直感です。パッとひらめいたほうを選び取る力のことです。実績を残しているカリスマ経営者はよく「自分は運がいい」と言いますが、その理由の一つとして、直感で選ぶとたいてい良い結果になることが多いからだといいます。人材採用の面接で、学歴を見ないでピンと来た人を直感で選んだら、大当たりの優秀な人材だったなどのエピソードには事欠きません。

これは論理的思考を持った人が、直感で選ぶからこその結果です。さまざまなデータが頭の中にあって、無意識でコンピューターが「ベストな答え」を導き出しているのです。つまり、論理と直感の両方がそろって初めて正答率は高くなるということです。

PDCAサイクルで5つのバカの壁を乗り越える

PDCAも、5つのバカの壁を超えるのに使える基本的な方策です。PDCAサイクルは、Plan、Do、Check、Actionの頭文字を並べたもので、提唱者の名前から別名をデミングサイクルともいいます。

念のため説明すると、Plan（計画立案をする）→Do（実行する）→Checkは（実行した結果を測定し、評価検討する）→Action（対策を立て、改善し、新たなPlanとする）というサイクルを回すことで、らせん状にレベルアップしていきます。

計画は常に完璧ではなく、実行している中で予測していないことが起きたり、環境や要因が変わったりします。そのため、実行した結果を常に観察し評価して、必要に応じて修正を加えることが大切です。

こうした見直しや改善を常にしていけば、バカの壁につかまることも少なくなるでしょう。計算ミスや人的ミスにいち早く気づき、成功体験におぼれず、常識にとらわれず、集団になることの弊害も是正できるからです。言い換えれば、「これが普通」「こうすべき」という根拠のない集団論理に飲み込まれないで、自分なりの答えを見つけていけるということです。

「多数決の答えは正しいのか」を見抜く理系脳こそ多様性を大切にできる

理系脳というと、理系という言葉のイメージから、クールでドライな人を思い浮かべるかもしれません。人間的に冷たいのではないか、理詰めで意見を通そうとするのではないかと思われそうですが、そうではありません。理系脳は論理的な思考の習慣なので、人柄や性格とは関係ないのです。

むしろ理系脳は多様性を大切にできます。なぜなら論理的思考では、感情的に物事を決めることや思い込みをなくし、エビデンスに基づいて検討するからです。「多数派の意見だから正しい」と鵜呑みにするのではなく、「その意見は本当に正しいのか」を考えることができます。そうすれば、少数派の意見であっても無視したり軽んじたりといったことにはなりません。論理的にベターやベストの意見を選び取ることができるのです。

声の大きい者に引きずられたり、誰が言ったかなどに左右されず、「意見の中身」を俯瞰的に検討できるという点において、理系脳は多様性にはもってこいです。

すべての人が共生する社会の実現は理想にすぎないのか

ダイバーシティやインクルージョンという言葉がよく聞かれるようになりました。ダイバーシティは、さまざまな属性を持つ人々が共存している状態（多様性）を示す言葉で、1960年代~70年代のアメリカで広がった概念です。当時、アフリカ系アメリカ人による公民権運動が盛んで、人種や宗教、性別に関係なく人は平等であるという訴えが大きくなっていきました。日本にダイバーシティの概念が入ってきたのは、1980年代といわれていますが、本格的に広がってきたのは2000年代に入ってからです。その過程で、男女の雇用機会均等はもとより、障害者や外国人の雇用にも積極的な企業が増えました。

もう一つのインクルージョンは、直訳すると「包括」「包含」などを意味します。インクルージョンの概念も、1980年代のアメリカで障害児教育の分野から生まれました。障害児と健常児を区別するのではなく、障害の有無といった視点を離れて、一人ひとりに合った教育を行う（インクルーシブ教育）というものです。1994年にユネスコとスペイン政府によって採択された「サラマンカ声明」がきっかけとなり、日本でも文部科学省によってインクルーシブ教育の実現・普及が進められてきました。

現在では「ダイバーシティ&インクルージョン」のように、2つをセットにしていわれることも増えてきました。さまざまな属性やバックグラウンド、特性を持った人たちが共生する社会の実現が目指されているのです。


しかし、共生社会実現の目標を掲げる一方で、現実の世界に目を向ければ、地球のあちこちで紛争や差別が起きています。

世界には実に数多くの民族が存在し、その中には少数民族もたくさん含まれます。国際連合広報センターによれば、先住民族（部族民、アボリジニー、オートクトンとも呼ばれる）に限っても、現在少なくとも5000集団が存在するとされています。その総数は3億7000万人ほどで、五大陸の90か国以上に住んでいます。少数民族のほとんどは国単位の政策決定プロセスから除外され、それどころか搾取される存在で、貧困にあえいでいます。そして迫害の標的にもなっているのです。そこから多くの難民も生まれていま す。故郷を追われ、時に自分たちのアイデンティティーを奪われ、自分たちを保護してくれる国も組織もなく、今日明日の生活さえギリギリです。

古来、民族戦争やジェノサイドといわれる悲劇が繰り返されてきました。ジェノサイドという言葉を生んだナチスによるユダヤ人大量虐殺だけでなく、例えばポルポト政権下におけるクメール・ルージュによる大量虐殺、旧ユーゴスラビアの民族浄化、ルワンダのツチ系住民大量虐殺、ミャンマーでのロヒンギャ虐殺、中国でのウイグル人大量虐殺など、残念ながら数え上げればきりがありません。

また、今ならばパレスチナ自治区ガザを実行支配するハマスとイスラエルとの軍事衝突、いわゆるパレスチナ問題に代表される長年にわたる中東戦争や、ロシアによるウクライナ侵略も、民族問題に宗教や政治など解決しがたい問題が複雑に絡み合い、終わりの見えない争いが続いています。

これらは、いってしまえば多様性があるゆえに、奪い合いや殺し合いが続いているという皮肉です。民族や宗教の違いによる反目は昔から今に至るまで、とても根深く存在し、争いの種になってきました。共産主義と資本主義の争いをベースとした大国の思惑が、ここに拍車をかけてきたのです。

人類の繁栄は偶然の産物
いつか人類にも終わりが来る

そもそも人間は人種も考え方も文化も言語も何もかもが多様な生き物です。その多様性は決して悪いことではないはずです。地球の歴史や生物の歴史からしても、生物はもともとその多様性ゆえに生き残ってきたし、ここまで進化し繁栄してこられたのです。顕性（優性）な種が一時代を築いてきたことは確かです。しかし、必ずしも顕性（優性）遺伝が潜性（劣性）遺伝を駆逐してきたわけではありません。進化のすべては突然変異から生まれました。

進化論では、生き物の進化を次のように説明しています。まず親から子へ遺伝子を伝える際にミスコピーが起こり、親世代とは少し違った特徴を持った子世代が時々生まれてきます。遺伝子の突然変異は、それ自体に「意味」や「目的」などはなく、あくまで「単なるミス」だとされています。

突然変異種の中で環境に適したものが生き残り、その特徴が次の世代に受け継がれてきた結果、我々は進化することができたのです。誤解を恐れずにいえば、進化は偶然の産物のようなものなのです。

地球上で生命体の誕生から40億年以上もの間、そうした突然変異が繰り返され、さまざまな種が生まれました。なかには、地球最古の生命体ストロマトライトのように、23億年も前に誕生してから今も子孫を残し続けている種もあれば、恐竜のように絶滅してしまった種もいます。

そうした淘汰のなかで、現生人類は生まれ、生き残ってきました。今では現生人類が時代を謳歌し、地球を実効支配しているようにさえ見えます。しかし、これが進化の最終形ということにはならないでしょう。ほぼ間違いなく次の新しい種が生まれ、現生人類に取って代わるに違いありません。

誰一人が欠けても幸せな世界は成り立たない

時代によって顕性・潜性の違いはあっても、生物多様性は常に担保されてきました。生物多様性は、遺伝子、種、生態系の3つのレベルでとらえることができます。同じ生物種でも、生息する地域によって遺伝子は異なります。地域によって気候も違えば、土壌も違い、生育環境がさまざまだからです。その環境に適応するために、地域に固有の生態系が形成されるのです。

地球に生命が誕生して以来、多くの種が生まれては消えましたが、現在は少なくとも1000万種以上、あるいは3000万種が存在しているともいわれています。

しかし残念ながら、その中には気候変動などの自然の脅威に加え、人間の身勝手な所業によって、絶滅の危機に瀕している種も少なくありません。絶滅危惧（レッドリスト）の種は4万5000種以上にもなるそうです。

地球上のあらゆる生物は、それぞれ直接的・間接的に関連しながら、この地球に生存しています。そのすべての種が地球の構成員であり、どれ一つが欠けても生態系バランスに影響を及ぼします。

「蚊は刺されるとかゆいし、病気を媒介するし。いっそ絶滅してしまえばいいのに」と思うかもしれません。しかし、蚊の中には環境においてとても重要な役割を果たしている種もいて、それが失われることの影響は計り知れません。それにすべての蚊を駆除すると、病気を引き起こしたり、もっと有害な別の昆虫に置き換わったりする可能性もあります。

これと同じことは人間社会にもいえます。「あの人は嫌いだからいなくなってほしい」「お前、邪魔だから消えろ」などというのは、人間社会という生態系を壊す行為です。人間はつながりの中で生きていますから、誰一人欠けても幸せな社会にはなり得ないのです。

多様性のすばらしさを知り、各々の個性や特性を認めることが、他人を理解し尊重するとともに自分らしさを大切にすることにつながるのです。

自分たちを包み込む環境が豊かで穏やかであるからこそ、私たちは平和で自由にいられるのだということを忘れてはなりません。その豊かで穏やかな環境をつくってくれているのが、他者でありさまざまな生物なのですから、感謝の心を持ちたいものです。

多様性の中にはモンスターが生まれることもある

すべての命ある存在に感謝し、多様性を尊ぶ社会。これが実現できれば、この世界は間違いなく幸せになると考えます。しかしながら、多様性というのは時としてモンスターも生み出します。

精神疾患の中にはパーソナリティ障害（人格障害）といわれるカテゴリーがあります。遺伝子と環境の相互作用によって起こるとされていますが、詳細な原因は十分には分かっていません。ただ、反社会性・境界性パーソナリティ障害の人の脳では、セロトニン系の機能低下が認められたり、辺縁系と前頭葉の回路の機能低下が認められたりしています。また、虐待を受けてきた境界性パーソナリティ障害患者は、脳下垂体や海馬が小さいという所見もあります。そういう意味では、脳の機能異常ということもできます。

パーソナリティ障害にはいくつかの種類がありますが、反社会性パーソナリティ障害の一つにサイコパスがあります。反社会性とあるように、ルールへの意識や他人への思いやりが欠如しており、人間関係のトラブルや、非行や犯罪などの問題行動を起こします。

特にサイコパスは、感情・良心・罪悪感の欠如が認められ、冷酷でエゴイスティックであり、平然と嘘をつくという特徴があります。ただし、中には口が達者で表面的には魅力的な人に映るサイコパスもいます。

一般の人は「サイコパス」と聞くと、猟奇殺人犯のような犯罪者を連想し、人格破綻者というイメージがあるようですが、これは物語の中でそういうキャラクターとして用いられることが多いためです。もちろん実際にそういうタイプもいますが、もう少しマイルドなサイコパスもいて、むしろそちらのほうが多いです。マイルドといっても、先に挙げた特徴は持っているので、共感性は低く、人を傷つけることにためらいがありません。知的に問題はないので、知識もあり理屈が分からないわけではないのですが、情緒的に欠落している部分があるのです。

彼らは征服欲が強いですから、会社などの組織や家庭などではパワハラやDVをしがちです。彼らには正論を言っても、心情を訴えても通じません。いつか改心してくれるなどと考えて、こちらが我慢しても終わりがありません。

サイコパスには反省がないからです。そもそも彼らは社会規範を意に介さず、自分の感情優先です。だからこそ自信家であり、てきぱきと指示（命令）するので、受け身の人には最初は頼もしいリーダーとして認識されがちなのですが、付き合っていくうちに強引さが目立ち、こちらのメンタルが耐えられなくなるというのが多くのパターンです。基本はやっぱり逃げるしかないのです。

サイコパスとまではいかなくとも、モンスターと呼ばれる人たちもいます。理不尽なクレームや無理な要求、脅迫や暴言などが特徴で、モンスターペアレンツ（モンスター親）、モンスターカスタマー（モンスター客）、モンスターペイシェント（モンスター患者）などがあります。あおり運転の常習犯などもモンスタードライバーといえるかもしれません。

サイコパスを含む反社会性パーソナリティ障害は、アメリカの一般集団で0・2％（500人に1人）～3％超（100人に3人）といわれていて、さほど多くはありません。より現実的に出会う確率が高いのは、モンスターのほうです。

モンスターは、自分からは滅多に改心などしません。ファミリーエゴイストという言葉も生まれましたが、これは「自分の家族が第一」「自分たちだけが良ければそれでいい」という偏った考え方を持っており、「自分たちが大事で、周りの人間なんか取るに足りない」と思っています。

家庭の中で母親か父親だけがモンスターで、ほかの家族を精神的に支配している場合もあれば、両親ともに同じ考えの持ち主で、子どももそれに影響され、家族全体が選民思想のような妙な自信に満ちているケースもあります。

例えばモンスターペアレンツは、学校の先生にとっては大変な脅威です。法の精神も、常識も通用しないので話し合いになりません。そこにあるのは圧倒的なエゴだけです。

文部科学省の調査によれば、教職員の精神疾患が急増していて、病気休職者や退職者も増えています。業務過多で忙しすぎるなどの原因もあるでしょうが、保護者対応の難しさも相当あると思います。理不尽なことを一方的に言ってくるモンスターペアレンツは何かにつけてクレームを言ってきますから、対応に終わりがなく、対応する教職員は精神が削られていきます。

保護者は我が子かわいさに、さまざまなクレームを言ってきます。昔の日本人は「集団生活なのだから学校の規律を守ることが大切」「先生の言うことは聞く」というのが当たり前でした。今は大人の目につきにくいSNSでの陰湿ないじめも多く、それに教職員が適切に対応しきれていないという傾向もあります。

良識ある親でも我が子がいじめられれば、学校へ文句を言ってきたり、いじめっ子への厳しい指導を要求してくることもありますが、モンスターの場合はそこに「言いがかり」が混ざります。ほとんどが我が子贔屓のエゴイスティックな要求であり、教職員に土下座させたり我が子を特別扱いするよう求めたりといった度を過ぎたクレームなのです。

モンスターカスタマーもそうです。「俺は客だぞ！　お金を払っているんだ！」と言って無理難題を言う客が増えています。常に自分が大事で、自分が正しい。だから自分の要求が通って当たり前と思っている人たちなので、やりたい放題になってしまいます。

多様性とは悪を許すことではない

多様性を重んじると、どうしてもさまざまな因子を許容しなくてはいけなくなります。

そこには、ここで論じたようなサイコパスの因子、モンスターの因子も含まれてきます。果たして、そうした因子までも許容するべきなのかというのは、非常に難しい問題です。行き過ぎれば、「右の頰を打たれたら、左の頰を差し出せ」といった宗教的な教えの是非まで問い続けなくてはいけなくなります。

私の考えとしては、多様性を重んじるということは、悪も許すことではありません。悪を許してしまえば、その集団は腐敗していきます。

対策としては、ひとまず相手の立場や気持ちを理解しようと努めることです。そのうえで、「あなたの意見や気持ちが大切なのと同じだけ、私の意見や気持ちも大事である」ということを毅然と示すことです。人間は対等なのですから、どちらかの言い分が無条件で通るなどおかしいはずです。

それでも相手が自分の意見を曲げない、攻撃してくるのであれば、こちらには「相手を認めない」という権利があります。こちらを排除しようとする相手の態度は、多様性の否定にほかなりません。そんなことは許す必要はないのです。

多様性というのは、なんでもかんでも受け入れるという意味ではなく、みんなで幸せになっていくために全員が協力するという意味です。

大切な脳の健康を維持するために

私たちは今ある豊かな多様性を守っていかねばなりません。いえ、今以上にお互いを尊重し合って、さらに豊かになっていきたいものです。

そのためにはこの愛すべき「脳」をいつまでも若々しく保たなければいけません。脳が若々しくないと、どうも人間は変化や進化を嫌い、保守的になっていくきらいがあります。また、エゴイスティックになり、他を顧みなくなる傾向があるように思います。しまいには偏屈な老人になって、老害になってしまいます。

身体の衰えは仕方ないとしても、脳の活性や気持ちの元気さはいつまでも保ちたいものです。そのためには脳に十分な栄養を与え、積極的にさまざまな刺激を加えることです。そうすれば、柔軟な思考力や自由な発想力が維持できる可能性が高まります。

脳科学では、脳を活性化する方法がいくつか発見されています。

最も効果的なのは、意識して活発に脳を使うことです。いつまでも好奇心を忘れずに、いろいろなものに興味を持って、必要ならばどこにでも出かけていくのです。書籍やセミナーなどから学んだり、美術館で絵画を鑑賞したり、コンサートで音楽を楽しんだり、山や川など自然に身を置くのも脳の活性化が期待できます。

学生のうちは自分から求めていかなくても学習の機会がたくさん与えられますが、大人になると専門領域以外は学びの機会が極端に少なくなります。ですから、意識して学ぶようにしないといけません。

ただ学ぶのでは長続きしませんから、趣味を増やしたり、関心事を増やしたりすることが大切です。例えば釣りが趣味であれば、いつもの自分のやり方に固執するのではなく、釣り仲間のやり方に学んだり、釣り用具店で新しい道具を買ってみたりして、いつもとは違うことをやってみるのです。新しいやり方はたぶん手こずるはずです。それがいいのです。どうやったらうまくいくかを考えて、ああでもないこうでもないと試行錯誤するプロセスが脳を活性化させます。

また、積極的に人との会話を楽しむことも脳の若さの秘訣です。ここでいう人とは、家族や友人などもいいですが、新しい出会いがベストです。

知らない人と出会って会話するためには、まず出かけていって人と出会わなくてはいけません。今ではオンラインでの会話もあり、そのこと自体を否定はしませんが、できればリアルな対面での会話を推奨します。外に出て、日光や風を感じ、足を動かして歩くこと自体も、大事な脳の活性方法だからです。

外に出て、移り行く景色を確認し、味わってください。変わっていく季節や街の姿を楽しみ、知らない店を発見したり、道端の草花を愛でたりして、その場をエンジョイするのです。

歳を取って出かける機会が減ると、外出だけでなく何をするのも億劫になってきます。若い人でもオンラインやサテライトオフィスの普及によって、外出したり直接人と会う機会が減っています。そうしたライフスタイルが続くと、脳への刺激が少なくなり、活性が停滞してしまう恐れがあります。

億劫に負ければ、老化が促進されてしまうということです。脳も身体の一部であり、先述したように心は身体全体で生まれるものですから、身体の健康ももちろん大切です。適度な運動やバランスの取れた食事、睡眠の質も脳の健康において大事な要素です。

難しい勉強が好きでないなら、ライトな読書でもいいし、気の向く趣味で構いません。あまり大仰に考えず、気軽にチャレンジをしてください。脳トレやゲーム、塗り絵など楽しめる遊びもいいと思います。

そして、脳にとっての何よりのご馳走は「知識」です。知識はさまざまな方法で得ることができますが、私はこの時代になってもやっぱり本や新聞が何よりだと思っています。

最近、NHK-BS版のドラマ『舟を編む～私、辞書つくります～』を見ていて、「辞書引き」という言葉を初めて知りました。辞書にある言葉を入口にして、そこに出てきた気になる言葉を次々と辞書で引いていくことをいうそうです。そうやって知識を身につけていくと、その連なりの意味を理解し、全体像が見えてきます。辞書とはそうした知識の大海に乗り出すための入口であり、デジタルネットワークの世界でいうところの、リンクしていく検索エンジンに通じます。

辞書引きというアナログな方法であれ、検索やリンクというデジタルな方法であれ、そうした情報の連鎖が知識を紡いでいくのです。専門でない分野の深い内容を理解するのは難しくても、浅い部分でも十分に得るものはあります。興味の入口だけでも広げて、たくさんの知識を増やしてください。

いろいろなワードを知っているということは、たとえ意味がよく分からなくても聞き覚えがある、なんとなくイメージできるというだけでもアドバンテージになります。その周辺語に出会ったときに、ふと思い出し、「そうか、これはこういう意味だったんだ」「こういうときに使う言葉なんだ」と知識がつながります。

私は『舟を編む』を見ているとき、よく知っている語句の語釈が複数あり、知らない用例があるということを改めて知りました。また、若者言葉で誤用だと思っていたものが、実は正しかったことを教えられた場面もあります。知識はそうやってつながり、広がり、理解が深まっていきます。それが面白いのです。

知識には終わりがありません。そのこともまた嬉しい発見です。大切なのは知識の豊富さ、そのベースとなる関心領域の広さ、つまりは好奇心が第一なのです。

さらに欲をいえば、語学を学ぶことができればなおいいです。これからの時代は、少なくとも英語は必要です。語学ができれば情報源ははるかに広がりますし、会話や議論ができる相手も広がります。多種多様な人たちとコミュニケーションを取ることで、さまざまな考え方があることを知り、自国の良さを再認識するチャンスが得られます。ダイバーシティ&インクルージョンの実践です。

同調圧力から脱け出し、もっと自由になろう

早い人はすでに30歳頃から身体の衰えを感じ始めます。身体を酷使するアスリートの場合はもっと早い人もいます。プロ野球選手は30代になるとベテランで、35歳を過ぎて活躍する選手は一握りです。

脳の衰えは身体の衰えに比べれば遅いほうだといえますが、それでも多くの人は50歳を過ぎた頃からなんとなく衰えを感じ始めます。生物学的には衰えはもっと前から始まっているのですが、自覚するのはこの頃です。「才気」の衰えもあるものの、多くの人が顕著

に感じるのは記憶力で、昔のことも忘れていきます。ただし、いちばん明白に衰えていくのは短期の記憶力です。

精神科医の和田秀樹先生はその著書『50歳からの「脳のトリセツ」』の中で、「前頭葉を鍛えることが老いない脳をつくる」と書いています。

これを読むとよく分かるのは、要するに自分らしさ、つまりは自分の考えを優先し続ければいいということなのです。前頭葉の萎縮を加速するいちばん良くない要因はマンネリズムです。変化のないライフスタイル、指示待ちのワークスタイル、リーダーシップよりフォロワーシップ優先などなど。「無難」「波風立てない」が好きな日本人らしい言葉が並びますが、読者にも思い当たる節があると思います。

残念ながら日本人には、同調圧力を否定できない「小市民」がいまだに多いように思います。だから、いじめは後を絶たず、自分が村八分になることを恐れて、いじめる側に加担したり、見て見ぬふりをしてしまうのです。

もっと自分に自信を持って、自分が信じることを発言する、行動する、信じる道を突き進む。そうすれば、人生はより起伏に富んだ面白いものになるはずです。それは豊かな人生といえるでしょう。さすれば脳も自ずと活性化していきます。

和田先生は「毎日が実験」という言葉を使っていて、これは挑戦や冒険が大事という意味です。チャレンジを繰り返し、自分の考えを確認する。人の教えも確認する。実験の結果を検証して、失敗したら、改良する。あるいは考えを改め、違う角度からまた試す。誰の考えもそのまま鵜呑みにはせず、自分で試す。少なくとも頭の中で反芻して吟味する。

偉い人が言っているからとか、皆が言っているからとか、本に書いてあるからというだけで信じてしまってはいけません。自分なりの答え、生き方を見つけることが大事なのです。

私自身も続けていますが、「自分とは何か、どう生きるべきなのかを常に、いくつになっても考え続ける」ことが大切だと思っています。若いうちはことさらそれが大切です。そうすることで、「自分の存在理由や存在価値を、自分自身で認める」ことができるようになっていきます。

意欲さえあれば、いくつになっても自分磨きはでき、他者を理解し愛することができます。若いうちはそれこそ多くの可能性があります。

「私には無限の可能性がある。なぜなら脳の可能性は無限だから」

――この言葉を胸に、明日からの人生も楽しんでいきましょう！

おわりに

脳のしくみや機能を知れば知るほど、人間そのものや自身の心について理解できるようになります。自分のあるべき姿も見えてくると思います。一人でも多くの人に、脳のすばらしさや自分らしく生きることの大切さを伝えたくて、本書を書きました。

人の個性を決定する要素として、遺伝子は重要なものですが、それだけで人間の「質」が決まるのではありません。その人を取り巻く環境や経験が脳に大きく作用して、人の心は形作られていきます。生きてきた環境や経験はさまざまですから当然、心のありようも人それぞれで、物の見方や感じ方、自身のアイデンティティーのとらえ方なども違ってきます。つまり、世界のとらえ方によって人間の「質」は決まるのです。

行動遺伝学や教育心理学が専門で慶應義塾大学教授である安藤寿康氏の研究によれば、遺伝が人の性格に与える影響は30～40％程度で、遺伝より環境の影響が大きいそうです。

金子みすゞ氏の詩のフレーズで「みんなちがって、みんないい」というのがありますが、まさにそれです。この世界は多様性があるからこそ面白く、可能性に満ちているのです。

社会を形成して、共同生活を行うためには、制度や決まり事は必要ですし、秩序を維持するためには妥協もある程度は必要です。しかし、それはベースにある人間の多様性を否定するものであってはなりません。多様性を潰して均質化するのではなく、多様性を認めたうえで、「みんなで仲良くやっていこうよ。そのためにはルールは必要だよね？」という話なのです。

生物はその多様性がゆえに生き延びてきたし、進化もしてきたことを思い出してください。この先もその多様性を大切にしないと、この世界の未来はないということを……。

あなたの個性は何ものにも代えがたいものです。誰の個性にも引けを取らない個性です。あなたの最大の特徴であり、魅力であり、宝物です。どうかその宝物を大切にし、よく磨いて輝かせてください。そして、相手の宝物も傷つけないように大切にしてほしいのです。

多様性の源でもある脳を若く元気に保って、この世界を謳歌しようではありませんか。本書がそのための良ききっかけになることができたなら、望外の喜びです。

脳について考えるたびに、若くして脳腫瘍で亡くなった長男を思い出し、忘れることはありません。医学が日々進歩していても救えない命は限りなく多い……。

最後になりましたが、うつ状態の入院当時からお世話になっている精神科吉野教授には、本のご紹介やアドバイスなどいただきました。友人の脳外科医矢部先生には脳外科手術の手ほどきを受け、脳に関心を持つきっかけになりました。本書を執筆するにあたりご尽力いただいた関係者の皆様、私に本を通して脳科学の知識や本書執筆のインスピレーションを与えてくれた脳科学者の皆様、そして最後まで本書を読んで一緒に考えてくれた読者の皆様、すべての人に感謝します。ありがとうございました。

令和6年10月
川村一彦

脳に関する著者の推薦図書

	書籍	著者	出版社
1	改訂版もっとよくわかる！　脳神経科学　やっぱり脳はとってもスゴイのだ！	工藤佳久	羊土社
2	カンデル神経科学	エリック・R・カンデル	メディカルサイエンス
3	神経科学―脳の探求―改訂版	M・F・ベアー、B・W・コノーズほか	西村書店
4	マーティン　神経解剖学	ジョン・H・マーティン	西村書店
5	ピネル　バイオサイコロジー　脳―心と行動の神経科学	J・ピネル	西村書店
6	脳とホルモンの行動学行動神経内分泌への招待	近藤保彦ほか	西村書店
7	神経心理学への誘い高次脳機能障害の評価	田川皓一・池田 学	西村書店
8	目でみる神経内科学	平井俊策・森松光紀ほか	医歯薬出版
9	ブレインブックみえる脳	リタ・カーター	南江堂
10	脳と心のしくみ	池谷裕二	新星出版社
11	続メカ屋のための脳科学入門	高橋宏知	日刊工業新聞社
12	ストレスの脳科学	田中正敏	講談社
13	知識は身体からできている　身体化された認知の心理学	レベッカ・フィンチャー＝キーファー	新曜社
14	認知心理学	箱田裕司・都築誉史ほか	有斐閣

15	教養としての認知科学	鈴木宏昭	東京大学出版会
16	エモーショナル・ブレイン　情動の脳科学	ジョセフ・ルドゥー	東京大学出版会
17	意識と自己	アントニオ・ダマシオ	講談社
18	デカルトの誤り　情動、理性、人間の脳	アントニオ・R・ダマシオ	筑摩書房
19	つながる脳科学	理化学研究所脳科学総合研究センター	講談社
20	脳とは何か　脳研究200年のすべて	ジョナサン・D・モレノほか	ニュートンプレス
21	ザ・マインド　意識とは何か	E・ブルース・ゴールドスタイン	ニュートンプレス
22	「心の病」の脳科学　なぜ生じるのか、どうすれば治るのか	林　朗子・加藤忠史	講談社
23	心と脳　認知科学入門	安西祐一郎	岩波書店
24	もっと脳の強化書2	加藤俊徳	あさ出版
25	脳の病気のすべて	角南典生	筑摩書房
26	脳メンテナンス　無限の力を引き出す4つの鍵	タラ・スワート	早川書房
27	単純な脳、複雑な「私」	池谷裕二	講談社
28	記憶力を強くする　最新脳科学が語る記憶のしくみと鍛え方	池谷裕二	講談社
29	愛は脳を活性化する	松本　元	岩波書店

30	進化しすぎた脳　中高生と語る「大脳生理学」の最前線	池谷裕二	講談社
31	新・脳の探検（上・下）	フロイド・E・ブルーム	講談社
32	脳科学革命　脳と人生の意味	ポール・サガード	新曜社
33	私の脳科学講義	利根川 進	岩波書店
34	意識とはなにか　〈私〉を生成する脳	茂木健一郎	筑摩書房
35	言語の脳科学	酒井邦嘉	中央公論新社
36	もの忘れの脳科学	苧阪満里子	講談社
37	唯脳論	養老孟司	筑摩書房
38	記憶のしくみ（上・下）	ラリー・R・スクワイアほか	講談社
39	DNA（上・下）	ジェームス・D・ワトソンほか	講談社
40	ストレス脳	アンデシュ・ハンセン	新潮社
41	神経とシナプスの科学	杉 春夫	講談社
42	脳を司る「脳」最新研究で見えてきた、驚くべき脳のはたらき	毛内 拡	講談社
43	皮膚は考える	傳田光洋	岩波書店
44	かゆみ最前線	宮地良樹ほか	メディカルレビュー社

45	生存する脳　心と脳と身体の神秘	アントニオ・R・ダマシオ	講談社
46	心の脳科学「わたし」は脳から生まれる	坂井克之	講談社
47	脳の中身が見えてきた	利根川 進ほか	岩波書店
48	絵画は眼でなく脳で見る	小佐野重利	みすず書房
49	健康長寿の脳科学	山本勇夫	幻冬舎
50	遺伝子が明かす脳と心のからくり	石浦章一	羊土社
51	「こころ」はいかにして生まれるのか	櫻井 武	講談社
52	「意思決定」の科学	川越敏司	講談社
53	自分では気づかない、ココロの盲点	池谷裕二	講談社
54	「発達障害」と間違われる子どもたち	成田奈緒子	青春出版社
55	脳科学は人格を変えられるか？	エレーヌ・フォックス	文藝春秋
56	ジェンダーと脳　性別を超える脳の多様性	ダフナ・ジョエル&ルバ・ヴィハンスキ	紀伊國屋書店
57	50歳からの「脳のトリセツ」	和田秀樹	PHP研究所
58	宇宙論入門　誕生から未来へ	佐藤勝彦	岩波書店

川村一彦（かわむら　かずひこ）

医学博士。1942年生まれ。1968年、日本医科大学卒業。1972年、日本医科大学大学院修了。胸部外科講師。栃木県県南総合病院病院長等を経て、2004年1月より神奈川県相模原市の慢性期病院に勤務し、診療部長を務める。2007年、赤字続きで巨額の負債を抱えていた同病院の理事長に就任。経営経験はゼロであったにもかかわらず、「正義の医療」を旗印に、経営の健全化と「最期まで力を尽くす医療」を実現。その姿勢は多くの医療従事者、経営者、ビジネスパーソンから支持を集めている。2018年12月末、同病院の経営を引退し、事業承継。2019年3月末、医師を退職する。著書に『65歳、医師　はじめて挑む病院経営』『ドラマチック・エンド　医師歴50年　私を勝利に導いた10の心得』『文・理を融合してリーダーを育てる　STEAM教育』（いずれも幻冬舎メディアコンサルティング）などがある。

本書についての
ご意見・ご感想はコチラ

脳を知る「自分らしさ」の探求

二〇二四年一〇月三一日　第一刷発行

著　者　川村一彦
発行人　久保田貴幸
発行元　株式会社　幻冬舎メディアコンサルティング
〒一五一-〇〇五一　東京都渋谷区千駄ヶ谷四-九-七
電話　〇三-五四一一-六四四〇（編集）
発売元　株式会社　幻冬舎
〒一五一-〇〇五一　東京都渋谷区千駄ヶ谷四-九-七
電話　〇三-五四一一-六二二二（営業）
印刷・製本　中央精版印刷株式会社
装　丁　村上次郎

検印廃止

Printed in Japan　ISBN 978-4-344-92390-4 C0037
幻冬舎メディアコンサルティングHP　https://www.gentosha-mc.com/